U0077115

不良姿勢
調整
計劃書

石井直方 監修

瑞昇文化

CONTENTS

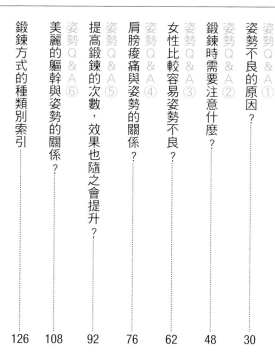

本書的使用方式

本書是以類型、姿勢來介紹鍛鍊方法。訓練時有意識的鍛鍊該部位，依「伸展」、「軀幹訓練」、「骨盆、髖關節周圍肌肉訓練」的順序來進行鍛鍊及呈現效果。

所使用的肌肉

藉由進行這個鍛鍊方式，可以鍛鍊（伸展）到的身體部位。肌肉是複數牽動的構造，所以這裡指的是代表性的部位。

困難度

分為3個等級顯示。
等級1 ★☆☆　比較容易的鍛鍊方式。適合對自身體力較無自信的人。
等級2 ★★☆　中程度的鍛鍊方式。適合標準體力的人。
等級3 ★★★　吃力的鍛鍊方式。適合對自身體力有信心的人。

對象

分為5種類型①駝背類型1（骨盆前傾）、②駝背類型2（骨盆後傾）、③腰椎前凸類型、④肩膀與骨盆左右傾斜類型、⑤肩膀與骨盆扭轉類型，並標示出該鍛鍊方式適合何種類型。

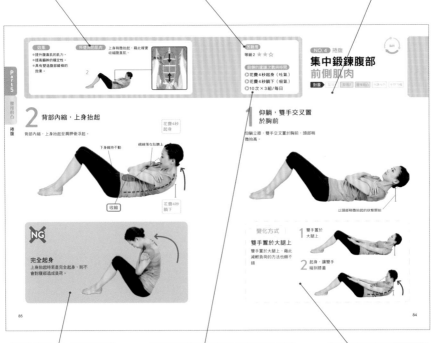

NG

解說錯誤的動作。請在鍛鍊時注意鍛鍊的肌肉部位，做出正確的姿勢吧。

鍛鍊的建議次數與時間

動作的次數、組合數、呼吸（吐氣、吸氣）等之說明。次數為估計的數量，訓練時配合自身的狀態與等級調整也沒有問題。

左右各別：其中一邊做這個次數後，另一側也做相同的次數。
左右交替：左右相互進行

變化方式

變化自該鍛鍊方式，介紹輕負荷的變化方式等等。

Part 1

提高「姿勢力」
的好處

能在日常生活中維持良好的姿勢，就代表軀幹的肌肉確實發揮著其功能，並且控制著身軀。能夠維持良好姿勢的能力＝「姿勢力」，而提升姿勢力就能預防肩膀痠痛、腰痛，也能發揮運動時該有的表現。

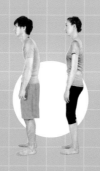

「良好的姿勢」 良好姿勢的例子

各式各樣的肌肉支撐著身體，並使身體直挺挺

支撐且挺直身體的肌肉

· 背部的
  豎脊肌
· 位在腹部深處的
  腰腸肌
· 大腿前側的
  大腿四頭肌
· 大腿背側的
  腿後肌
· 臀部的 **臀部肌群**
· 小腿的
  小腿三頭肌 等等

姿勢良好的話……

不會給予骨頭、肌肉和關節多餘的負荷，身體不易疲累

不易肩膀痠疼、腰痛等等

也不易給予骨骼內部的內臟負荷

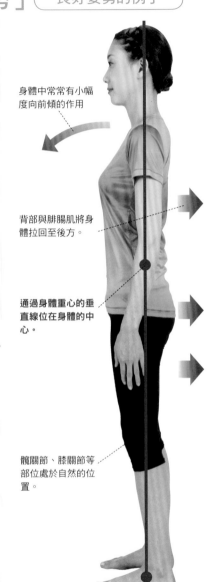

身體中常常有小幅度向前傾的作用

背部與腓腸肌將身體拉回至後方。

通過身體重心的垂直線位在身體的中心。

髖關節、膝關節等部位處於自然的位置。

良好的姿勢不會給予骨頭、肌肉和關節多餘的負荷

藉由鍛鍊支撐身體的肌肉，讓我們朝向直挺挺的「良好姿勢」來努力吧！

「姿勢不良」

例如，位在骨盆前方的**髂腰肌**與在背側的**臀部肌群**，其力量失去平衡的話……

➡ 骨盆會從原來的位置向前後方傾斜

➡ 為了維持身體平衡，會造成脊椎彎曲，或是膝蓋彎曲。

雖然可以「站著」，但會給予大部分的關節或肌肉多餘的負荷

為了改善姿勢不良……

① 藉由伸展操拉伸肌肉，增加關節的活動範圍

② 藉由肌肉訓鍊，來鍛鍊支撐身體的肌肉

③ 掌握身體的歪斜處與不好的習慣，調整骨頭與關節的位置。

邁向「良好的姿勢」

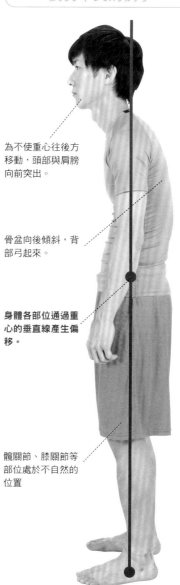

為不使重心往後方移動，頭部與肩膀向前突出。

骨盆向後傾斜，背部弓起來。

身體各部位通過重心的垂直線產生偏移。

髖關節、膝關節等部位處於不自然的位置

若骨頭與肌肉保持良好的平衡，並且支撐著關節，維持良好姿勢的話，一般來說運動的能力會變好，也能改善肩膀痠痛以及腰痛。

姿勢良好對運動產生的效果

跑步

安定的軀幹，與跨步走和高效率的跑步息息相關。

游泳
安定的軀幹，使身體不會在水中晃來晃去，以及可能使游泳的效率變高。

高爾夫球
軀幹安定的話，就能夠做出強而有力且正確的揮竿，也與能否進洞有關。

跳舞
使軀幹安定的話，全身的平衡變好，就能做出美麗的姿勢。

棒球
鍛鍊軀幹，可以使身體的軸心安定，便能提升控制棒球的能力。

網球
安定的軀幹可以維持身體的平衡，孕育出強力的揮拍。

籃球
安定的軀幹使你跳得更高，做出正確無誤的傳球。

足球
安定的軀幹可以孕育出漂亮躲過對手的假動作。

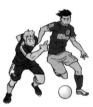

提升運動的表現

姿勢不良

- 軀幹*的部分不安定，會使身體的軸心偏移。
- 扭轉動作使「迴轉軸」不安定
- 降低動作的再現與效率

姿勢良好
- 軀幹保持安定的狀態，身體的軸心不偏移。
- 扭轉動作使「迴轉軸」安定
- 手臂與雙腳產生順暢的連鎖動作，因此可以做出高效率的動作。

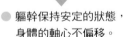

*「軀幹」為頭部與上肢，除了下肢的部分。本書主要介紹的是維持姿勢中重要的腹部肌群、背部肌群的鍛鍊方式。

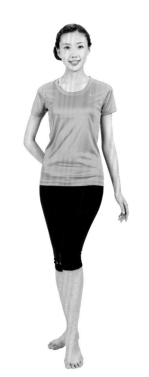

隨時保持良好的姿勢⋯⋯

● 骨骼與肌肉維持平衡地支撐著關節，若持續這樣的姿勢，將會減輕肩膀痠痛以及腰痛。

● 假如以消除駝背為目標進行訓練的話，凸出的下腹也會縮進去。

● 若姿勢良好，不只全身上下看起來更美，背部也會更直挺且乳頭的位置也會上升。

若持續姿勢不良⋯⋯

● 頸椎與背部的肌肉會蓄積疲勞，血液循環也會變差。

● 可能會因而造成肩膀、脖子酸痛，以及腰痛等等。

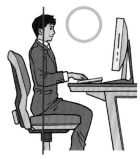

良好的姿勢

因為脊椎直接支撐著頭部的重量，所以不會對周圍的肌肉造成過大的負擔。

支撐身體各部位的是⋯⋯

**藉由重力，
在關節與關節間
形成的力量**

肌肉的力量

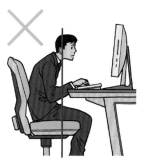

不良的姿勢

只靠脊椎無法完全支撐頭部的重量，對頸椎周圍以及背部的肌肉造成重大的負擔。

決定姿勢良好的重點

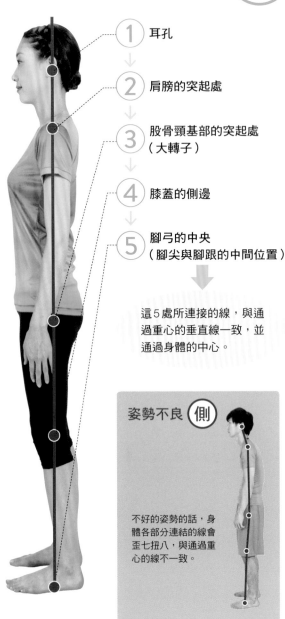

① 耳孔

② 肩膀的突起處

③ 股骨頸基部的突起處（大轉子）

④ 膝蓋的側邊

⑤ 腳弓的中央（腳尖與腳跟的中間位置）

這5處所連接的線，與通過重心的垂直線一致，並通過身體的中心。

姿勢不良 側

不好的姿勢的話，身體各部分連結的線會歪七扭八，與通過重心的線不一致。

「良好的姿勢」是耳朵→肩膀→大腿骨→膝蓋→腳弓，連成一直線

美麗的姿勢是指，垂直線通過身體的中心，骨盆以及左右肩膀的高度相同。

12

決定姿勢良好的重點

正面

① 左右肩膀的
突起處（肩峰＊）

↓

② 左右腰骨的
突起處（髂前上棘＊）

⬇

這4處所連結成的
線，是一個左右對
稱的長方形。

＊肩胛骨前端突起的地方。

＊髂骨前側的上部中突起的部分。
穿褲子時，繫皮帶的位置。

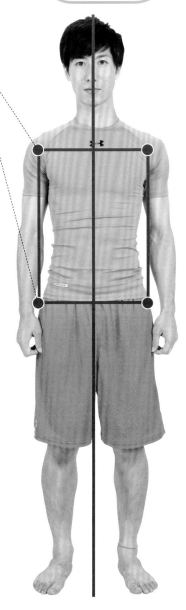

姿勢不良　正面

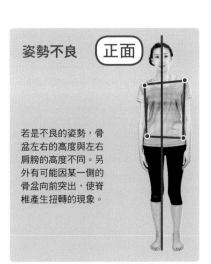

若是不良的姿勢，骨
盆左右的高度與左右
肩膀的高度不同。另
外有可能因某一側的
骨盆向前突出，使脊
椎產生扭轉的現象。

「身體中心的肌肉」與「骨盆的位置」決定姿勢的好壞

支撐身體姿勢的背部、腹部肌肉

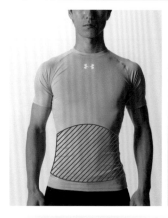 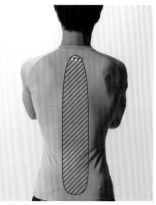

- 位於背部中央的豎脊肌群支撐著脊椎。
- 維持身體姿勢也與位於身體前側的肌肉有很大的關係，例如腹直肌、腹斜肌群等等。

脊椎、骨盆、髖關節的位置

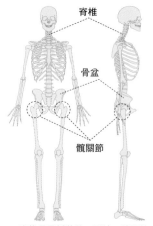

脊椎是呈緩狀的S形線。髖關節是受負荷最大的關節，同時也是個能使身體轉向各個方向，自由度很大的關節。骨盆與髖關節的位置大大地影響了全身的姿勢。

維持骨盆、髖關節的肌肉

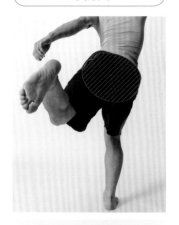

- 支撐著骨盆的肌肉是位於腹部深處的髂腰肌、位於臀部的臀大肌、臀中肌、臀小肌等等。
- 內收肌與梨狀肌是安定髖關節位置中十分重要的肌肉。

若用背部與腹部等肌肉，維持住脊椎和骨盆的位置，就能打造良好的姿勢。

14

骨盆後傾

若骨盆向後傾斜，作為骨盆根基的脊椎會向後方突出。因此為使向後方移動重心拉回至前方，頭部與肩膀會向前傾以取得身體的平衡。

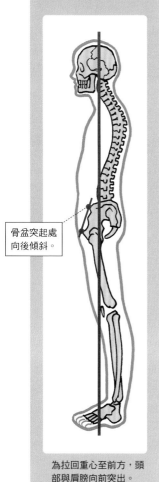

骨盆突起處向後傾斜。

為拉回重心至前方，頭部與肩膀向前突出。

骨盆前傾

若骨盆向前傾斜，為了將向前移動的重心往後方拉回，使得脊椎下半部至上半部的S形曲線過度彎曲。

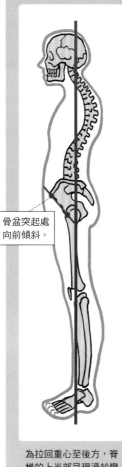

骨盆突起處向前傾斜。

為拉回重心至後方，脊椎的上半部呈現過於彎曲的狀態。

適當的骨盆位置

為維持良好的姿勢，骨盆是否維持在正常的位置是非常重要的一環。骨盆處於正常的位置時，脊椎會呈現緩狀的S形線，通過身體重心的垂直線會通過身體的中心。

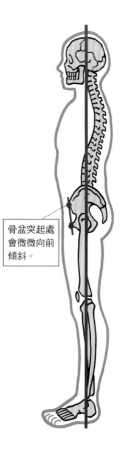

骨盆突起處會微微向前傾斜。

通過重心的垂直線通過身體的中心，脊椎呈現緩狀的S形線。

知曉關節的動作範圍，溫和地活動軀幹以提高維持姿勢的能力。

前後彎曲的腰部、左右扭轉的胸部。藉由知曉脊椎、髖關節的動作，就能溫和地活動軀幹。

腰椎的動作

胸椎不能過於彎曲

腰椎可以彎曲

胸椎

腰椎

腰部（腰椎）可以前後彎曲，但無法向左右扭轉。

胸椎的動作

胸椎

胸椎可以向左右扭轉

腰椎

腰椎不太能扭轉

胸椎的構造使得它雖然不太能前後彎曲，但卻能左右扭轉。

每一個脊椎骨的構造，與相連結的韌帶以及肌肉，若確實地發揮各自的功能，便能擁有「使人體溫和活動的軀幹」。

髖關節的功能與特徵

- 對於骨盆，髖關節擁有使股骨活動的功能，是人體受力最大的關節。
- 擁有球形的構造，能使身體轉向各個方向。
- 周圍連接著很多肌肉，能使身體行走至各種方向。
- 若髖關節沒有維持在正確的位置，也會影響膝蓋與腳步關節的位置。

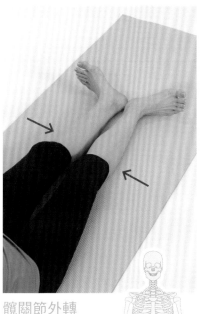

髖關節內轉

髖關節若有內轉的現象，雙腿的下方將會偏離至外側。

髖關節外轉

髖關節若有外轉的現象，雙腿的下方會彼此靠攏。

藉由使髖關節的動作更為柔軟，以及使其周圍的肌肉確實作用，髖關節便會調整至正確的位置，雙腳的動作也會更加流暢。

身體的歪斜，分為骨盆傾斜等身體中心的歪斜，以及腳趾上翹等末端歪斜兩種類型。

從軀幹造成的歪斜與從腳末端開始的歪斜

身體的歪斜，大致分為二種類型。

原因其 **1**

軀幹的歪斜是藉由透過髖關節影響身體下肢的類型。

〈原因〉
骨盆的歪斜等等

原因其 **2**

下肢等末端的歪斜影響軀幹的類型

〈原因〉
腳趾上翹、扁平足等等

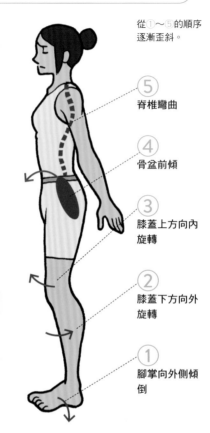

從①～⑤的順序逐漸歪斜。

⑤ 脊椎彎曲

④ 骨盆前傾

③ 膝蓋上方向內旋轉

② 膝蓋下方向外旋轉

① 腳掌向外側傾倒

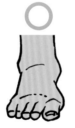

× ○

穿高跟鞋的人，赤腳時有可能腳趾碰不到地面，這種狀態稱之為「腳趾上翹」。腳的這種狀態難以向內側施力，所以往往走路時容易用腳掌的外側邊緣承受身體的重量。

腳趾上翹

如果腳趾上翹（左插圖）的話，腳掌會向外傾，膝蓋下方的小腿會受到牽扯而向外側旋轉。而且身體為了取得平衡，膝蓋上方的大腿會向內旋轉。若是在這種狀態下，有可能造成膝蓋痛，以及脊椎大幅度彎曲。

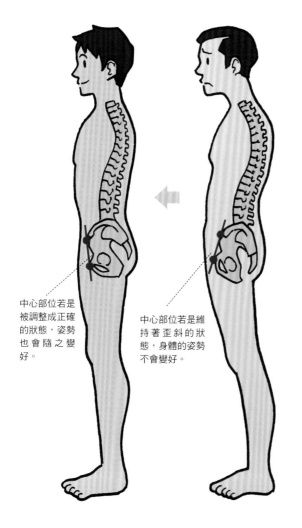

中心部位若是被調整成正確的狀態，姿勢也會隨之變好。

中心部位若是維持著歪斜的狀態，身體的姿勢不會變好。

從軀幹調整至末端，使其回到正確位置的方法

身體的中心部分與末端會有連鎖效應。從全身平衡的觀點來看，我認為從靠近軀幹的部分開始朝向末端去重整是比較有效的方法。

脊椎、骨盆、髖關節，利用伸展的方式放鬆這些部位周圍的肌肉，便可增加關節的活動範圍，提升其柔軟度。

鍛鍊脊椎、骨盆與髖關節周圍的肌肉，使髖關節安定。

持續鍛鍊脊椎、骨盆與髖關節周圍肌肉的活動方法以及使用方法。

從身體的中心部位至末端，逐漸改善身體的歪斜！

從身體的中心部位至末端，整頓身體的歪斜

無論身體的歪斜原因是在於軀幹或是末端，只要整頓中心部位，末端的歪斜也會逐漸獲得改善，身體的姿勢也會慢慢轉好。雖然改善中心部位與末端都非常重要，但要打造全身的「美麗姿勢」建議各位採用本書所介紹的，從中心部位開始重整的方法。

全身的肌肉地圖

覆蓋人類身體的肌肉，大致分為表層的肌肉（outer muscle 或是 global muscles）與深層的肌肉（inner muscle 或是 local muscles）。首先，先為各位介紹全身的外層肌肉，其位置與功能，以及鍛鍊的效果。

主要的外層肌肉
正面

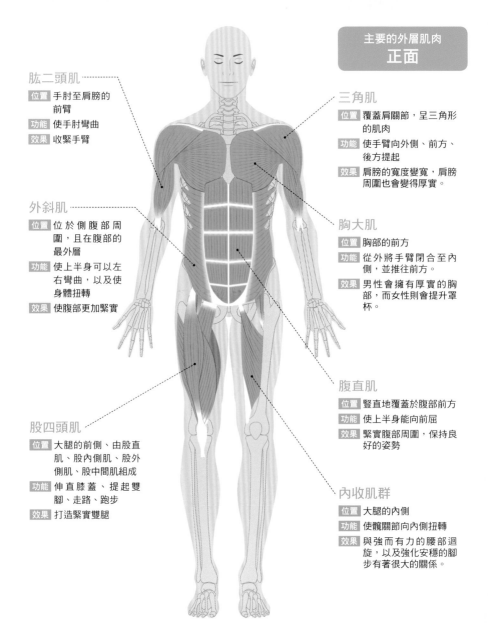

肱二頭肌
- 位置 手肘至肩膀的前臂
- 功能 使手肘彎曲
- 效果 收緊手臂

外斜肌
- 位置 位於側腹部周圍，且在腹部的最外層
- 功能 使上半身可以左右彎曲，以及使身體扭轉
- 效果 使腹部更加緊實

股四頭肌
- 位置 大腿的前側、由股直肌、股內側肌、股外側肌、股中間肌組成
- 功能 伸直膝蓋、提起雙腳、走路、跑步
- 效果 打造緊實雙腿

三角肌
- 位置 覆蓋肩關節，呈三角形的肌肉
- 功能 使手臂向外側、前方、後方提起
- 效果 肩膀的寬度變寬，肩膀周圍也會變得厚實。

胸大肌
- 位置 胸部的前方
- 功能 從外將手臂閉合至內側，並推往前方。
- 效果 男性會擁有厚實的胸部，而女性則會提升罩杯。

腹直肌
- 位置 豎直地覆蓋於腹部前方
- 功能 使上半身能向前屈
- 效果 緊實腹部周圍，保持良好的姿勢

內收肌群
- 位置 大腿的內側
- 功能 使髖關節向內側扭轉
- 效果 與強而有力的腰部迴旋，以及強化安穩的腳步有著很大的關係。

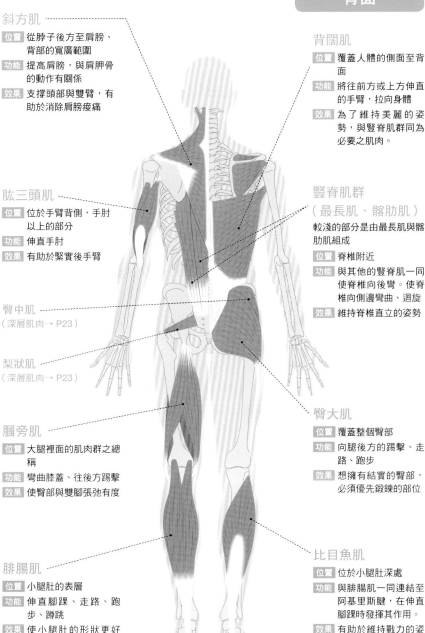

斜方肌

- **位置** 從脖子後方至肩膀、背部的寬廣範圍
- **功能** 提高肩膀，與肩胛骨的動作有關係
- **效果** 支撐頭部與雙臂，有助於消除肩膀痠痛

肱三頭肌

- **位置** 位於手臂背側，手肘以上的部分
- **功能** 伸直手肘
- **效果** 有助於緊實後手臂

臀中肌
（深層肌肉→ P23）

梨狀肌
（深層肌肉→ P23）

膕旁肌

- **位置** 大腿裡面的肌肉群之總稱
- **功能** 彎曲膝蓋、往後方踢擊
- **效果** 使臀部與雙腳張弛有度

腓腸肌

- **位置** 小腿肚的表層
- **功能** 伸直腳踝、走路、跑步、蹲跳
- **效果** 使小腿肚的形狀更好看，也有助於預防腳踝受傷

背闊肌

- **位置** 覆蓋人體的側面至背面
- **功能** 將往前方或上方伸直的手臂，拉向身體
- **效果** 為了維持美麗的姿勢，與豎脊肌群同為必要之肌肉。

豎脊肌群
（最長肌、髂肋肌）

較淺的部分是由最長肌與髂肋肌組成

- **位置** 脊椎附近
- **功能** 與其他的豎脊肌一同使脊椎向後彎。使脊椎向側邊彎曲、迴旋
- **效果** 維持脊椎直立的姿勢

臀大肌

- **位置** 覆蓋整個臀部
- **功能** 向腿後方的踢擊、走路、跑步
- **效果** 想擁有結實的臀部，必須優先鍛鍊的部位

比目魚肌

- **位置** 位於小腿肚深處
- **功能** 與腓腸肌一同連結至阿基里斯腱，在伸直腳踝時發揮其作用。
- **效果** 有助於維持戰力的姿勢

全身的肌肉地圖

靠近骨頭的身體深處，位在此處大部分的肌肉（深層肌肉），都擔任著支撐骨骼與關節於良好位置上的角色。肌肉分為孕育出關節大動作的 global muscles，以及位於靠近關節位置的小型肌肉，負責調節關節位置的 local muscles，大多數的深層肌肉都可稱為 local muscles。但是，也有一些像是髂腰肌一樣，同時身負深層肌肉與外層肌肉的角色。

主要的深層肌肉
正面

外斜肌（外層肌肉→P20）

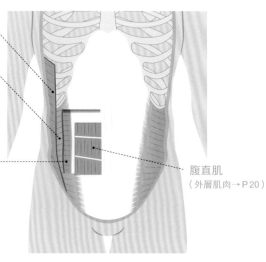

內斜肌

- **位置** 位於側腹部的周圍，外斜肌的下方
- **功能** 使上半身像兩側彎曲，使身體扭轉
- **效果** 維持姿勢，使腹部周圍更緊實

腹橫肌

- **位置** 覆蓋腹部的側面，像束腹般把軀幹繫緊。
- **功能** 使軀幹安定。提高腹部壓力，輔助呼吸。
- **效果** 安定脊椎。打造馬甲線

腹直肌
（外層肌肉→P20）

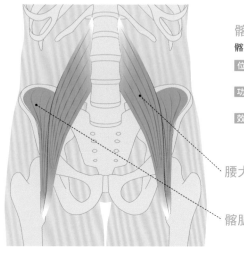

髂腰肌（髂肌、腰大肌）

髂肌與腰大肌合稱髂腰肌。

- **位置** 髂肌連接了髂骨與股骨的基部。腰大肌主要連結了腰椎與股骨。
- **功能** 髂肌與腰大肌一同，負責髖關節彎曲、骨盆的前傾以及腰椎的伸展。
- **效果** 步行時提起大腿，安定著地側的髖關節以及軀幹。

腰大肌

髂肌

主要的深層肌肉
背面

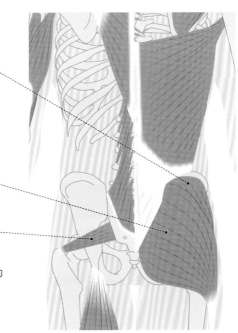

臀中肌

位置 臀部上方

功能 使腳向外打開

效果 保持單腳站立時的平衡、調整骨盆左右傾斜等情況中扮演重要的角色

臀大肌

（外層肌肉→P21）

梨狀肌

位置 臀部的深層處

功能 使髖關節外轉（向外側旋轉）

效果 調整髖關節位置中扮演重要的角色

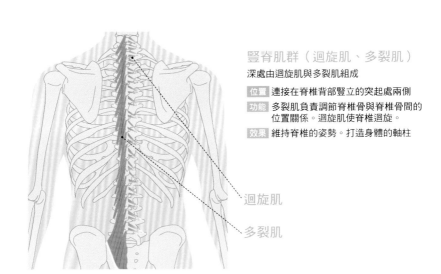

豎脊肌群（迴旋肌、多裂肌）

深處由迴旋肌與多裂肌組成

位置 連接在脊椎背部豎立的突起處兩側

功能 多裂肌負責調節脊椎骨與脊椎骨間的位置關係。迴旋肌使脊椎迴旋。

效果 維持脊椎的姿勢。打造身體的軸柱

迴旋肌

多裂肌

檢查自己的姿勢，確認身體的歪斜程度

使用鏡子與照片，檢查身體前後左右的歪斜，掌握自己身體的姿勢吧。

檢查前後的歪斜吧

檢查方法

1. 背向牆壁站著，腳根靠著牆壁。
2. 臀部請以觸碰的程度靠著牆壁。
3. 這個狀態下，保持自然的站姿。然後檢查肩胛骨與後腦勺是否有碰到牆壁！

□ **後頭部**
縮下巴，把後腦勺貼向牆壁

□ **肩胛骨**
腳根與臀部貼著牆壁，自然站立的時候，肩膀貼著牆壁

臀部
臀部請以觸碰的程度靠著牆壁

腳根
腳根併攏，靠著牆壁

↓

姿勢類型

□ 肩胛骨與後腦勺貼著牆壁
➡ 良好的姿勢

□ 後腦勺沒有貼著牆壁
➡「駝背」(→P 26，27)

□ 肩胛骨沒有貼著牆壁
➡「腰椎前凸」(→P 28)

檢查左右的歪斜吧

檢查方法

1. 在左右肩峰的位置貼上有色的貼紙。

2. 在左右髂前上棘的位置也貼上相同的貼紙。

肩峰
位於肩胛骨前端突起的部分

髂前上棘
髂骨前側突起的部分

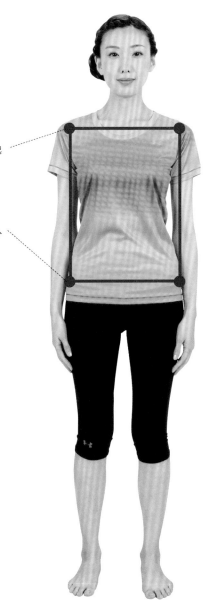

姿勢的類型

□ 連結左右肩峰與髂前上棘的長方形，若左右對稱

➡ 良好的姿勢

□ 長方形的上下歪斜

➡「肩膀與骨盆左右傾斜的類型」
（→ P 29）

□ 長方形的左右歪斜

➡「肩膀與骨盆扭轉的類型」（→ P 29）

※ 也有可能是左右傾斜、扭轉同時出現的複合型的不良姿勢。

駝背類型1（骨盆前傾）

- 常見於年輕女性的駝背類型。

- 骨盆向前傾斜，身體為了取得平衡加劇腰部的彎曲幅度。

- 骨盆推出至腸子的前方，將導致下腹凸出。

- 脊椎的上半部彎曲。

- 腳尖靠往內側，從外觀看雙腳成O形。

腰部的彎度加劇

骨盆向前傾斜

有可能造成下腹凸出

外觀上呈現O形腿

骨盆向前傾斜，使腰部的彎度更嚴重。

「不良的姿勢」也有很多類型。首先請了解自己的姿勢類型，並施以有效的訓練方式吧！

26

駝背類型2（骨盆後傾）

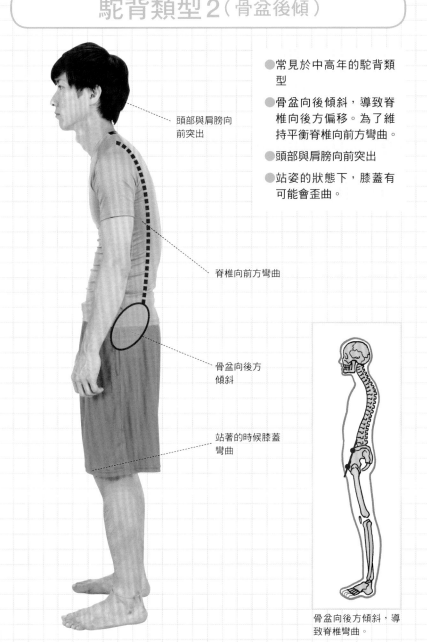

頭部與肩膀向前突出

脊椎向前方彎曲

骨盆向後方傾斜

站著的時候膝蓋彎曲

- 常見於中高年的駝背類型
- 骨盆向後傾斜，導致脊椎向後方偏移。為了維持平衡脊椎向前方彎曲。
- 頭部與肩膀向前突出
- 站姿的狀態下，膝蓋有可能會歪曲。

骨盆向後方傾斜，導致脊椎彎曲。

腰椎前凸類型

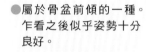

胸部過於擴張

●屬於骨盆前傾的一種。
乍看之後似乎姿勢十分
良好。

●腰部向前凸出嚴重。

●胸部過於擴張。

●核心的肌肉過於緊張，
使其失去柔軟度。

●對腰部的負擔過大，我
們認為這個類型容易造
成腰痛。

腰部嚴重向前凸出

骨盆向前傾斜幅度
過大

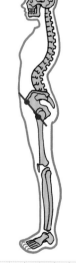

對腰部的負擔過大，
容易造成腰痛。

肩膀與骨盆左右傾斜類型

與上升的骨盆不同側的肩膀也往上傾斜

骨盆傾斜

- 左右兩側的骨盆中，其中一側向上傾斜。
- 與骨盆向上傾斜不同側的肩膀往上傾斜。
- 照片的類型是骨盆左邊骨盆向下傾斜，右肩往下傾斜的例子。
- 脊椎微微向側邊彎曲。
- 為了舒緩腰痛有身體可能會呈現這種姿勢。

肩膀與骨盆扭轉類型

- 脊椎扭轉的類型。
- 單邊的骨盆向前方凸出，與該骨盆不同邊的肩膀也向前傾。
- 藉由扭轉身體而取得平衡。
- 胸椎迴轉，使身體扭轉。
- 臉部朝向正面。

與向前傾出的骨盆不同邊的肩膀也向前傾出

單邊的骨盆向前方凸出

29

Q 姿勢不良的原因？

A 我認為大致上可分為3個原因。
①持續不良姿勢的生活習慣
②維持姿勢所需的肌力不足
③生病或受傷
無論是哪一種情況，重點都是要擁有對於良好姿勢的知識，並且為此強化肌肉改善這些原因。

Q 良好的姿勢有什麼好處？

A 首先從外觀來說，充滿生氣使人看起來年輕。再來就以健康面來看，肩膀痠痛與腰痛等狀況都難以纏身。

Q 姿勢不良的話對健康會有影響嗎？

A 姿勢不良可能會直接造成肩膀痠痛、腰痛，以及便秘等。另外，胸部受到壓迫使得呼吸變淺，可能會進而導致呼吸機能下降。間接性降低身體整體的活動，使身體運動不足，有可能會關係到很多的疾病。

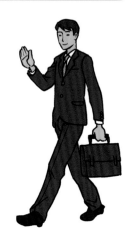

Part 2

標準
鍛鍊方法

在本章節中，將會進行「伸展」、「軀幹訓練」、「骨盆與髖關節周圍肌肉訓練」，這3種基本的鍛鍊。對於每一種姿勢的類型均有效的基本鍛鍊項目。

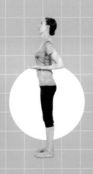

標準的鍛鍊方法

1 提高身體柔軟度的「伸展」

NO. 1
打直彎曲的脊椎
放鬆脊椎與肩膀周圍
的肌肉

伸展

NO.2
腰部繞環
放鬆腹部、骨盆周
圍的肌肉

NO.3
延展骨盆
左右兩側
放鬆骨盆周圍
的肌肉

NO.4
仰臥起坐
鍛鍊腹部前側的肌肉

1 提高身體柔軟度的「伸展」

2 提高安定性與活動範圍的「軀幹訓練」

3 鍛鍊足腰部使其安定的「骨盆與髖關節周圍肌肉訓練」

按照這個順序施行，就能擁有良好的姿勢。

1

提高身體柔軟度的
伸展

伸展過的肌肉將會變得更柔軟，也會增加關節的
活動範圍。若關節的可活動範圍增加，動作上比
較輕鬆，在施行鍛鍊時身體的動作會更加順暢。
另外，活動平常難以注意到的腰椎與骨盆的話，
身體的中心部位也會變得更柔軟，且在做動作時
會更加順利。

3

鍛鍊骨盆與髖關節的周圍

若鍛鍊骨盆周圍的髂腰肌、臀部的梨狀肌等位於身體深處的深層肌肉，就能穩固支撐身體的骨盆與髖關節的位置，有助於保持良好的姿勢。藉由鍛鍊骨盆以及髖關節周圍，就能使身體充滿調整與安定姿勢的力量。

NO.8
深蹲
強化下半身與軀幹

NO.7
弓箭步
鍛鍊整體下半身

骨盆與髖關節
周圍肌肉訓練

3

NO.6
屁股走路
改善軀幹的動作

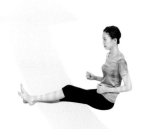

軀幹訓練

2

安定姿勢的鍛鍊方法

要維持良好的身體姿勢，除了提高肌肉與關節的柔軟度之外，也必須鍛鍊支撐脊椎與骨盆的肌肉，以穩固軀幹的位置。具備柔軟度與安定性，可以保持身體的姿勢且提高關節的活動範圍。

NO.5
臥撐
提高軀幹的安定性

NO.1 伸直彎曲的脊椎

放鬆脊椎與肩膀
周圍的肌肉

對象 所有類型

困難度

等級1 ★☆☆

鍛鍊的建議次數與時間

▶ 花費4秒伸直手臂
▶ 花費4秒拉伸手肘
▶ 10次/每日

2 抬起頭的同時，
雙肘向後拉伸

抬起頭的同時，手掌朝上將雙肘向後
拉伸。

1 伸直雙臂，
拱起背部

頭朝下，伸直雙臂的同時由內扭轉至
外側，並且拱起背部。

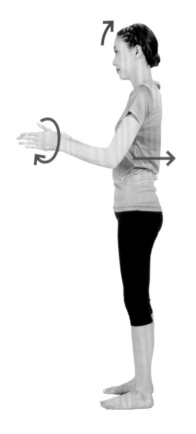

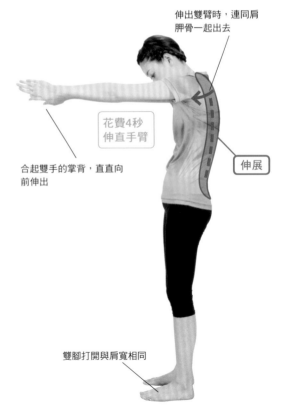

伸出雙臂時，連同肩
胛骨一起出去

花費4秒
伸直手臂

合起雙手的掌背，直直向
前伸出

伸展

雙腳打開與肩寬相同

效果

- 提高豎脊肌群、斜方肌的柔軟度。
- 使肩膀與背部的動作更加順暢。
- 改善血液循環，也有改善肩膀痠痛的效果。

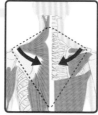

將肩膀向後拉伸，使豎脊肌群、斜方肌確實收縮。

所使用的肌肉

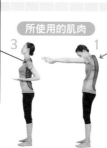

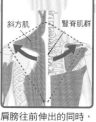

斜方肌　豎脊肌群

肩膀往前伸出的同時，確實伸展豎脊肌群與斜方肌。

NG

不能拱起背部

以不拱起背部的姿勢，彎曲膝蓋與腰部（骨盆在活動中）。若是拱起來的話，將無法放鬆背部。

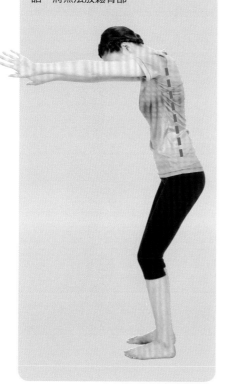

3 拉回手肘，靠攏肩胛骨

手掌保持向上的姿勢，將雙肘向後拉伸。這時將肩胛骨盡量靠近彼此。

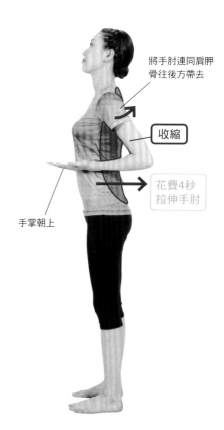

將手肘連同肩胛骨往後方帶去

收縮

花費4秒拉伸手肘

手掌朝上

伸展

放鬆腹部、骨盆周圍的肌肉

對象 所有類型

困難度

等級1 ★ ☆ ☆

鍛鍊的建議次數與時間

▶ 花費4秒大幅度轉動

▶ 花費4秒反方向轉動

▶ 5次/每日

2 保持肩膀不動的姿勢，大幅度轉動腰部

保持雙手搭在肩膀上的姿勢，以固定肩線的狀態下，大幅度轉動腰部。

1 雙手搭在雙肩上

雙腳打開至比肩寬稍寬距離，雙膝稍稍彎曲，雙手搭在雙肩上。

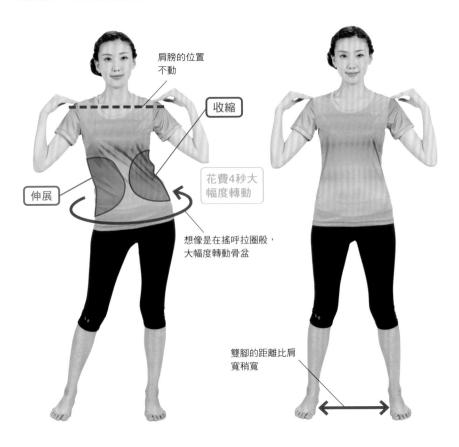

肩膀的位置不動

收縮

伸展

花費4秒大幅度轉動

想像是在搖呼拉圈般，大幅度轉動骨盆

雙腳的距離比肩寬稍寬

效果

● 提高髂腰肌、豎脊肌群等背部肌群,以及腹外斜肌等腹部肌群。
● 有預防腰痛的效果。

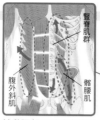

轉動腰部可以確實伸展豎脊肌群、腹外斜肌。

所使用的肌肉

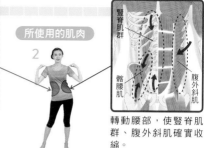

轉動腰部,使豎脊肌群、腹外斜肌確實收縮。

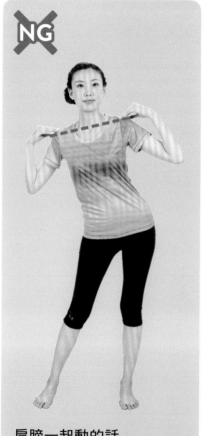

NG

肩膀一起動的話

肩膀若是一起動的話,伸展的效果會不夠顯著。所以請在固定肩膀位置的狀態下,轉動腰部。

3 反方向也要大幅度轉動

同樣採用固定肩線不動的姿勢,反方向轉動腰部。

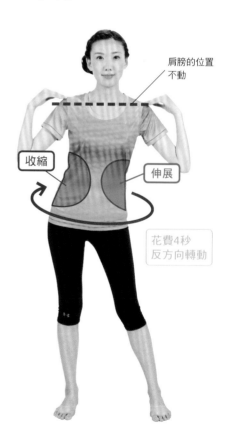

肩膀的位置不動

收縮

伸展

花費4秒反方向轉動

困難度

等級1 ★ ☆ ☆

鍛鍊的建議次數與時間

▶ 花費4秒拉抬左側
▶ 花費4秒拉抬右側
▶ 左右交替10次/每日

NO.3 延展骨盆左右兩側

放鬆骨盆周圍的肌肉

對象 所有類型

伸展

1 仰躺

雙腳伸直，採仰躺的姿勢。
雙手放在地板上。

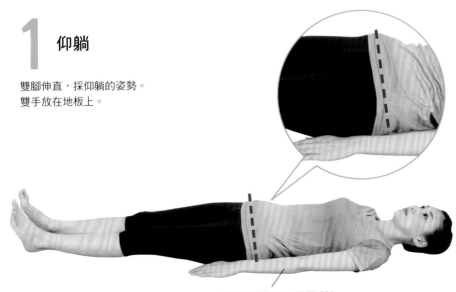

手掌觸碰著地面，伸展手肘

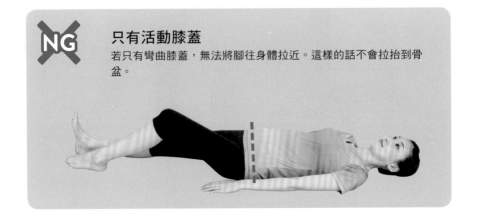

NG 只有活動膝蓋

若只有彎曲膝蓋，無法將腳往身體拉近。這樣的話不會拉抬到骨盆。

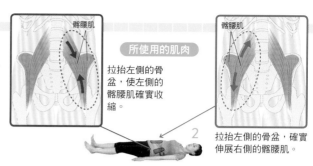

效果

● 提高髂腰肌的柔軟度。
● 整頓骨盆左右的平衡，改善身體姿勢。
● 提高軀幹的的柔軟性，使動作更加順暢。

所使用的肌肉

髂腰肌

拉抬左側的骨盆，使左側的髂腰肌確實收縮。

髂腰肌

拉抬左側的骨盆，確實伸展右側的髂腰肌。

2 拉抬左側的骨盆

將左腳往身體拉近，藉此拉抬左側骨盆。右側也做相同的動作。

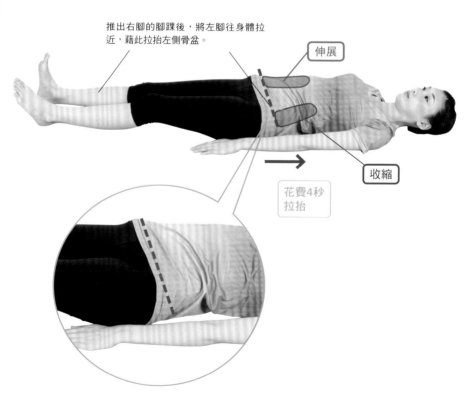

推出右腳的腳踝後，將左腳往身體拉近，藉此拉抬左側骨盆。

伸展

收縮

花費4秒拉抬

軀幹

NO.4 仰臥起坐

鍛鍊腹部前側的肌肉

對象 所有類型

1 坐在地上，雙手放置在膝蓋上方

挺直腰桿坐在地上。雙手放置在膝蓋上方。

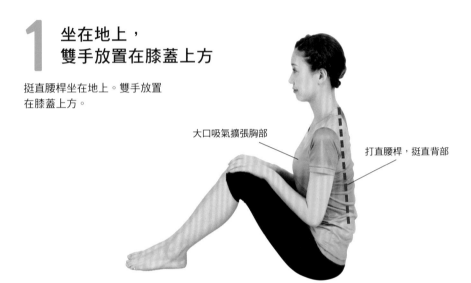

大口吸氣擴張胸部

打直腰桿，挺直背部

變化方式

坐在椅子上

也有坐在椅子上的方法。這種方法的負荷較輕。

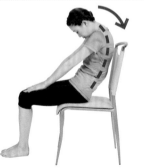

2 拱起背部，同時上半身向後方倒。

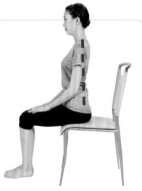

1 挺直背部，淺坐於椅子上。

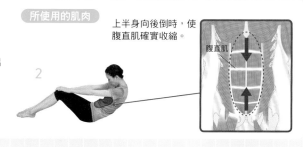

效果

- 提高軀幹的柔軟度。
- 提升腹直肌的肌力。
- 緊實腹部周圍，消除突出的小腹。

所使用的肌肉

上半身向後倒時，使腹直肌確實收縮。

腹直肌

2 拱起背部，上半身同時向後方倒

一點一點拱起背部，同時慢慢的將上半身往後方倒去。然後，慢慢地回復到開始的姿勢。

花費4秒向後倒

花費4秒回正

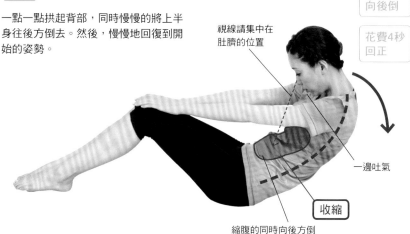

視線請集中在肚臍的位置

一邊吐氣

收縮

縮腹的同時向後方倒

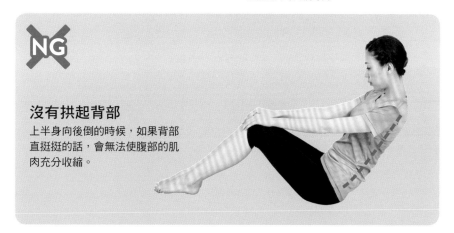

NG

沒有拱起背部

上半身向後倒的時候，如果背部直挺挺的話，會無法使腹部的肌肉充分收縮。

NO.5 臥撐

提高**軀幹**的安定性

對象 所有類型

困難度

等級2 ★ ★ ☆

鍛鍊的建議次數與時間

▶ 挺起腰的狀態下維持20秒

▶ 1次／每日

1 臥姿的狀態下，用兩手肘挺起軀幹

臥姿的狀態下，肩膀下的雙手肘挺起軀幹。腳打開的幅度比骨盆稍寬。

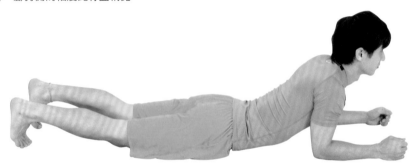

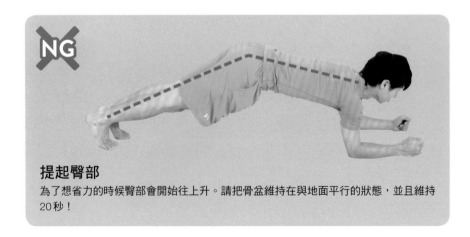

NG

提起臀部

為了想省力的時候臀部會開始往上升。請把骨盆維持在與地面平行的狀態，並且維持20秒！

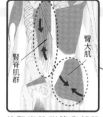

效果

- 提升腹直肌等腹部肌群、髂腰肌、豎脊肌群等背部肌群，以及臀大肌的肌力。
- 能夠維持良好的姿勢。
- 在各種動作中提高身體的安定性。

使豎脊肌群等背部肌群、臀大肌確實收縮。

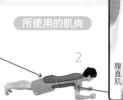

所使用的肌肉

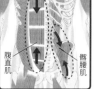

使腹直肌等腹部肌群、髂腰肌確實收縮。

2 挺起腰部，用腳尖著地

挺起腰部把身體舉起來。從頭到腳像是一片板子般，呈一直線的狀態下維持20秒。

維持20秒

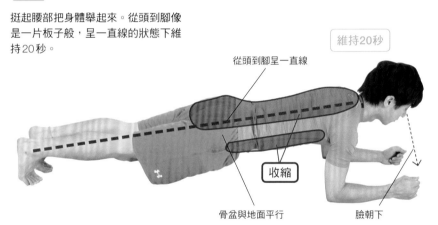

從頭到腳呈一直線

收縮

骨盆與地面平行

臉朝下

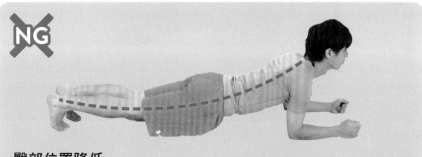

臀部位置降低

臀部位置下降的話是不行的。請把身體像是一片板子般，從頭到腳呈現一直線的狀態。

軀幹

困難度
等級1 ★ ☆ ☆

鍛鍊的建議次數與時間
▶ 往返3次 × 3組/每日

NO.6 屁股走路

改善軀幹
的動作

對象　所有類型

1 雙腳伸直的坐姿

腳踝接觸地面，伸直雙腳。彎起手臂在身體的兩側。

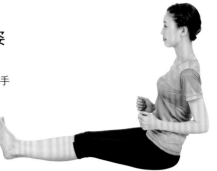

2 左右扭轉身體，用屁股走路

左右扭轉身體，同時提起臀部一步一步向前進。走到5~6步之後，用同樣的方式後退。

擺動雙臂，左右扭轉身體，用臀部走路

收縮

請想像臀部下方是腳底板的感覺

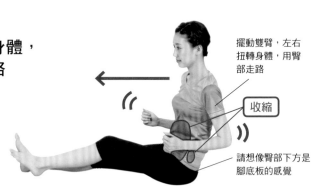

效果
● 提升腹直肌、腹外斜肌等腹部肌群、髂腰肌的肌力。
● 軀幹的動作更順暢。
● 緊實腹部

所使用的肌肉

2

使腹直肌、外腹斜肌等腹部肌群以及髂腰肌確實收縮。

腹直肌

腹外斜肌

髂腰肌

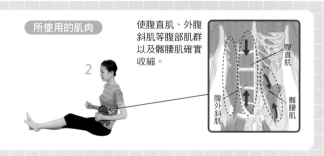

困難度

等級3 ★★★

鍛鍊的建議次數與時間

▶ 隨著節奏進行
▶ 左右各5～10次×3組／
　每日

NO.7 弓箭步

鍛鍊
整體下半身

對象　所有類型

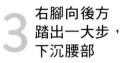

3 右腳向後方踏出一大步，下沉腰部

接著右腳向後方踏出，慢慢地下沉腰部。之後回到步驟2。

2 右腳向前踏出一大步，下沉腰部

右腳向前踏出一大步，慢慢地下沉腰部。

1 呈站姿，雙手叉腰

呈站姿，挺直背部，雙手叉腰。

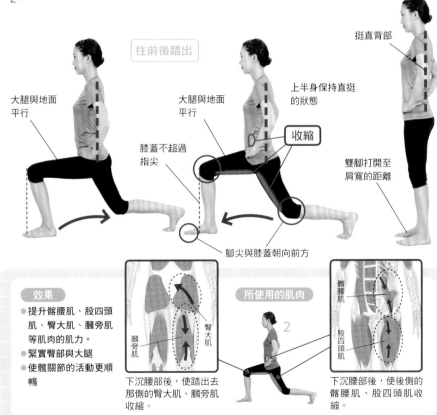

往前後踏出

大腿與地面平行

大腿與地面平行

膝蓋不超過指尖

收縮

腳尖與膝蓋朝向前方

挺直背部

上半身保持直挺的狀態

雙腳打開至肩寬的距離

效果

● 提升髂腰肌、股四頭肌、臀大肌、膕旁肌等肌肉的肌力。
● 緊實臀部與大腿
● 使髖關節的活動更順暢

所使用的肌肉

膕旁肌　臀大肌

下沉腰部後，使踏出去那側的臀大肌、膕旁肌收縮。

髂腰肌

股四頭肌

下沉腰部後，使後側的髂腰肌、股四頭肌收縮。

困難度

等級2 ★★☆

鍛鍊的建議次數與時間

▶ 花費4秒下沉腰部（吸氣）
▶ 花費4秒上升腰部（吐氣）
▶ 10次×3組／每日

NO. 8 深蹲

強化下半身
與軀幹

對象 所有類型

1 呈站姿，雙手向前 伸直，膝蓋微微彎曲

呈站姿，腳打開的幅度比肩寬稍寬，膝蓋微微彎曲。雙手向前伸直。

2 將臀部 往後拉的同時， 下沉腰部

將臀部往後拉的同時，彎曲膝蓋與髖關節，緩緩地下沉腰部。之後，慢慢的回復到開始的姿勢。

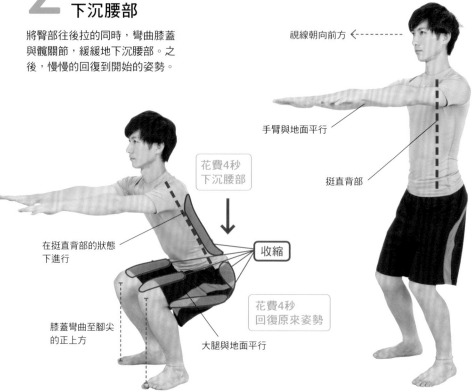

視線朝向前方 ←--------

手臂與地面平行

挺直背部

花費4秒
下沉腰部

在挺直背部的狀態
下進行

收縮

花費4秒
回復原來姿勢

膝蓋彎曲至腳尖
的正上方

大腿與地面平行

46

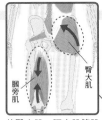

效果

- 提升股四頭肌、臀大肌、豎脊肌群的肌力。
- 緊實臀部與大腿
- 鍛鍊軀幹與髖關節。

臀大肌

膕旁肌

使臀大肌、膕旁肌等肌肉確實收縮。

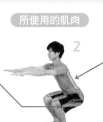

所使用的肌肉

2

豎脊肌群

股四頭肌

使豎脊肌群等背部肌群，以及股四頭肌確實收縮。

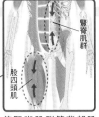

NG

膝蓋往前

腰桿挺直的話，膝蓋會往前。這樣的話只是單純在彎曲膝蓋而已，也可能會造成膝蓋疼痛。

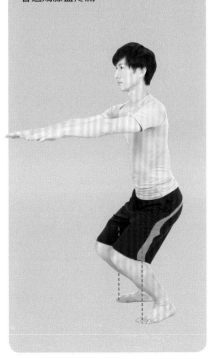

變化動作

減少膝蓋彎曲的角度

減少膝蓋彎曲的角度，就可以減輕負荷量。對於肌力較弱的人來說，剛開始可採行這個方式。

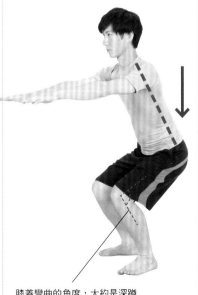

膝蓋彎曲的角度，大約是深蹲的一半左右。

Q 進行鍛鍊的時候，
有什麼需要注意的地方呢？

A 與姿勢有關係的肌肉之中，含有很多平常不會意識到的肌肉。要正確使用這些肌肉，我認為最重要的是使用正確的方式進行鍛鍊。在鍛鍊的時候，請時時注意動作的正確性。

Q 每日持續鍛鍊，需要注意什麼？

A 首先，請不要訂立勉強身體的鍛鍊計畫。請在生活中設定能夠容忍的時間與操作量。不要認為持續是一種義務，不要害怕休息，也不要急於效果是否出現，請將鍛鍊視為是長期的目標開始就可以了。寫下自己鍛鍊的紀錄，也有助於持續下去。

Q 鍛鍊中的呼吸該怎麼做呢？

A 鍛鍊中的呼吸方式，基本上在出力的時候吐氣。若是腹肌的話，則是在起身的時候吐氣，回復平躺時吸氣。如果出力的時候發出「嘿咻」「一、二」等聲音，自然就會吐出氣了，所以在不知道該怎麼呼吸的情況下，可以試著發出聲音。

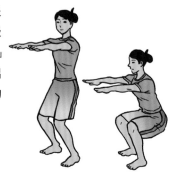

Part 3

改善駝背類型 1（骨盆前傾）的鍛鍊方式

駝背類型 1 是常見於年輕女性，骨盆向前傾的駝背類型。藉由鍛鍊臀大肌、膕旁肌等肌肉的方法，改善骨盆的位置。

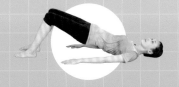

3 增加關節活動範圍的「骨盆與髖關節周圍肌肉訓練」藉此提高身體姿勢的安定性與活動範圍。

2 以背部為中心進行鍛錬，提高安定性的「軀幹訓練」

1 放鬆背部的「伸展」

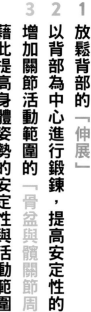

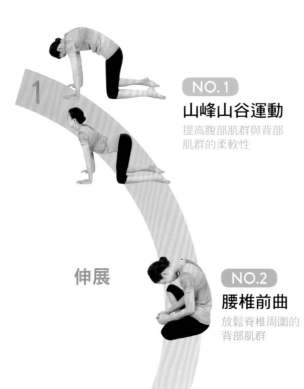

NO.1

山峰山谷運動

提高腹部肌群與背部肌群的柔軟性

伸展

NO.2

腰椎前曲

放鬆脊椎周圍的背部肌群

軀幹訓練

NO.3

抬臀

鍛錬臀部與大腿

1

藉由伸展
提高背部的柔軟度

放鬆僵硬的肩胛骨周圍的背部肌群，與腹直肌等腹部肌群的肌肉。駝背類型 1 是屬於骨盆前傾，所以要注意在活動骨盆的時候，不要弄痛了腰部。感受脊椎與肩胛骨的動作，同時提高柔軟度。

3

鍛鍊骨盆與髖關節周圍肌肉，以調整骨盆的位置

藉由鍛鍊臀大肌、髂腰肌、股四頭肌等髖關節周圍的肌肉，就可以增加髖關節的活動範圍，調整骨盆的位置。在髖關節內轉、外轉的訓練中，也能夠改善O形腿等等。

NO.7

寬距深蹲

鍛鍊大腿根部周圍

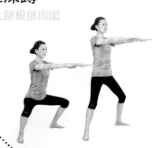

骨盆與髖關節
周圍肌肉訓練

NO.6

髖關節外轉

向外側扭轉髖關節
使其放鬆

NO.5

髖關節內轉

向內側扭轉髖關節
使其放鬆

2

鍛鍊背部肌群，
支撐身體

鍛鍊背部肌群、臀大肌等肌肉，以消除上半身的彎曲與腰部的不正常曲線。藉由鍛鍊背部肌群，強化支撐身體的肌肉，此舉有增加脊椎活動範圍，以及軀幹穩定性的效果。

3

NO.4

背部延展

鍛鍊背部、大腿內側等身體背側

提高**腹部肌群**與
背部肌群的柔軟性

困難度

等級1 ★ ☆ ☆

鍛鍊的建議次數與時間

▶ 花費4秒拱起背部
▶ 花費4秒反折背部
▶ 5次／每日

對象 駝背1 駝背2 腰椎前凸 身體傾斜 身體扭轉

1 呈嬰兒爬的姿勢

雙手與雙膝撐起軀幹，
呈嬰兒爬的姿勢。

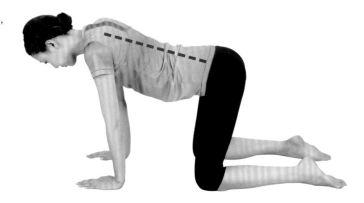

2 拱起背部

嬰兒爬的狀態下，像
貓一般拱起背部。

肩胛骨向下
推出

想像是背部從天花板
吊著的感覺

花費4秒拱起
背部

伸展

視線請集中在
肚臍的位置

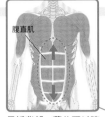

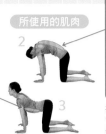

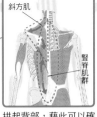

效果

- 提高從前面支撐脊椎的腹直肌、從背面支撐脊椎的豎脊肌群之柔軟度。
- 從肩胛骨開始，使脊椎、骨盆的連鎖動作更順暢。

腹直肌

反折背部，藉此可以確實伸展腹直肌等腹部肌群。

所使用的肌肉

2

3

斜方肌

豎脊肌群

拱起背部，藉此可以確實伸展斜方肌、豎脊肌群等背部肌群。

3 接著確實反折背部

嬰兒趴的姿勢下，像狗一般反折背部。

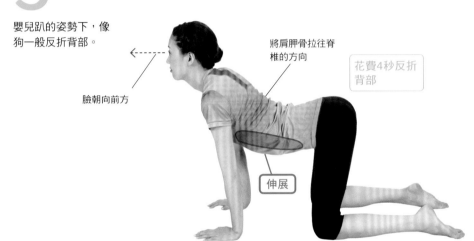

臉朝向前方

將肩胛骨拉往脊椎的方向

花費4秒反折背部

伸展

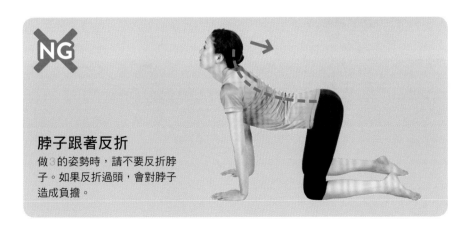

NG

脖子跟著反折

做 3 的姿勢時，請不要反折脖子。如果反折過頭，會對脖子造成負擔。

困難度

等級1 ★ ☆ ☆

鍛鍊的建議次數與時間

▶ 拱起背部的狀態下持續
  20秒

▶ 5次/每日

NO. 2 腰椎前曲

放鬆脊椎周圍的背部肌群

對象 駝背1 駝背2 腰椎前凸 身體前斜 身體扭轉

2 拱起背部

拱起背部，視線落在肚臍處

1 坐姿，雙腳腳底併攏

坐在地上，雙腳腳底併攏，兩手抓住腳背

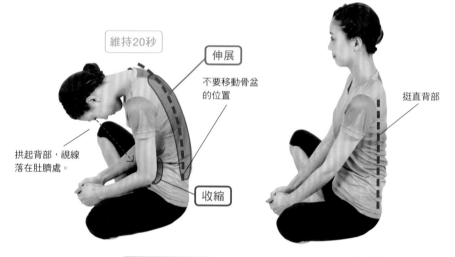

維持20秒

伸展

不要移動骨盆的位置

拱起背部，視線落在肚臍處。

收縮

挺直背部

效果

● 提高從背部支撐脊椎的豎脊肌群等背部肌群之柔軟性。

● 軀幹的活動會更加順暢

● 有預防腰痛的效果

腹直肌

所使用的肌肉

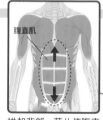

2

拱起背部，藉此使腹直肌等腹部肌群確實收縮。

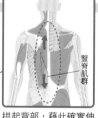

豎脊肌群

拱起背部，藉此確實伸展豎脊肌群等背部肌群。

躯幹

NO.3 抬臀

鍛鍊臀部與大腿

(困難度)

等級2 ★ ★ ☆

(鍛鍊的建議次數與時間)

▶ 花費4秒提起（吐氣）

▶ 花費4秒回正（吸氣）

▶ 10次×3組/每日

對象 | 駝背1 | 駝背2 | 腰椎前凸 | 身體前傾 | 身體後傾 |

1 呈仰躺姿，立起雙膝

以膝蓋站立的狀態下，呈仰躺的姿勢。雙手放在身體兩側，稍微使臀部騰空。

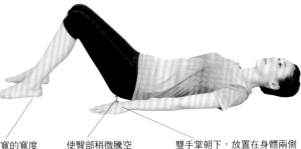

雙腳打開至肩寬的寬度

使臀部稍微騰空

雙手掌朝下，放置在身體兩側

2 慢慢地抬起臀部

慢慢地抬起臀部。之後慢慢地回到開始的姿勢。

從頭到膝蓋呈一直線

花費4秒抬起

花費4秒回正

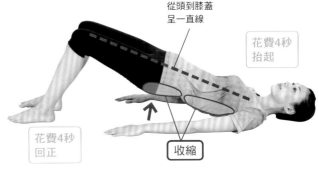

收縮

效果

● 提升豎脊肌群、臀大肌、膕旁肌等肌力。

● 鍛鍊從背部支撐脊椎的肌肉，改善身體姿勢。

所使用的肌肉

抬起臀部，藉此使豎脊肌群等背部肌肉、臀大肌收縮。

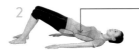

2

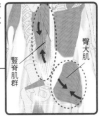

臀大肌

豎脊肌群

鍛鍊背部、大腿內側等身體背側

困難度

等級3 ★ ★ ★

鍛鍊的建議次數與時間

▶ 花費4秒起來（吐氣）
▶ 花費4秒回正（吸氣）
▶ 10次×3組/每日

對象 駝背1 駝背2 膝蓋前凸 身體傾斜 身體扭轉

1 呈趴姿，雙手放到身後

呈趴姿，雙手放到身後。雙腳伸直。

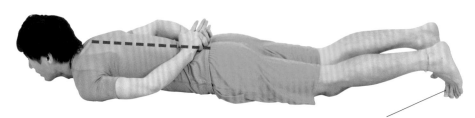

以腳尖碰至地面的狀態下伸直雙腳。

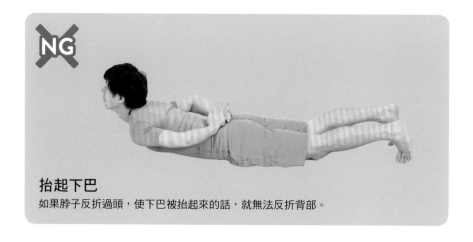

NG

抬起下巴

如果脖子反折過頭，使下巴被抬起來的話，就無法反折背部。

效果

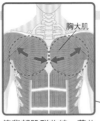

● 提升豎脊肌等背部肌群、膕旁肌的肌力。
● 改善上半身的姿勢。

所使用的肌肉

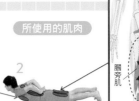

使背部肌群收縮，藉此反折背部的話，就能伸展胸大肌。

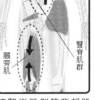

使豎脊肌群等背部肌群、膕旁肌收縮。

2 慢慢地反折背部

以固定雙腳的姿勢，慢慢地反折背部。之後，再慢慢地回到開始的姿勢。

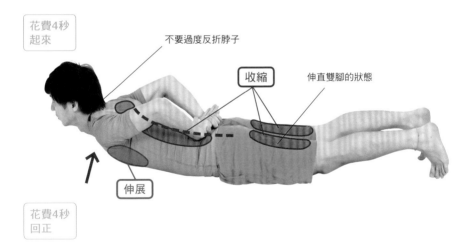

花費4秒起來

不要過度反折脖子

收縮

伸直雙腳的狀態

伸展

花費4秒回正

困難度

等級1 ★ ☆ ☆

鍛鍊的建議次數與時間

▶ 花費4秒向內側扭轉
▶ 10次／每日

NO.5 髖關節內轉

向內側扭轉髖關節使其放鬆

對象 駝背1 駝背2 腰椎前凸 身體傾斜 身體扭轉

2 從大腿根部向內側扭轉

不動上半身，從大腿根部向內側扭轉。

1 呈站姿，腳根併攏

站立時腳跟與膝蓋併攏。

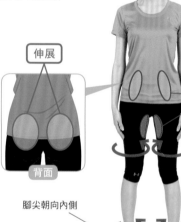

伸展

收縮

背面

花費4秒向內側扭轉

腳尖朝向內側

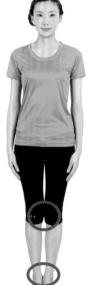

效果

● 提高臀大肌與臀中肌的柔軟度。
● 提高髖關節的安定性，使動作更順暢。

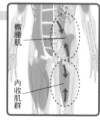

髂腰肌

內收肌群

從大腿根部向內側扭轉，藉此使髂腰肌、內收肌群收縮。

所使用的肌肉

2

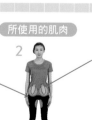

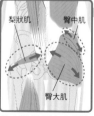

梨狀肌

臀中肌

臀大肌

從大腿根部向內側扭轉，藉此伸展臀大肌、臀中肌、梨狀肌。

困難度

等級1 ★ ☆ ☆

鍛鍊的建議次數與時間

▶ 花費4秒向外側扭轉

▶ 10次／每日

NO. 6 髖關節外轉

向外側扭轉髖關節使其放鬆

對象 駝背1 駝背2 腰椎前凸

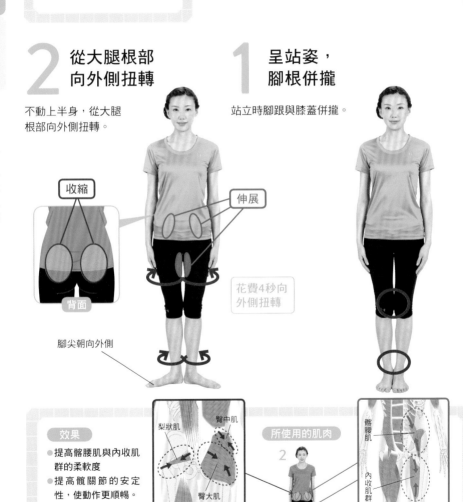

2 從大腿根部向外側扭轉

不動上半身，從大腿根部向外側扭轉。

收縮

伸展

背面

腳尖朝向外側

花費4秒向外側扭轉

1 呈站姿，腳根併攏

站立時腳跟與膝蓋併攏。

效果

● 提高髂腰肌與內收肌群的柔軟度
● 提高髖關節的安定性，使動作更順暢。
● 有緊實臀部的效果

所使用的肌肉

梨狀肌

臀中肌

臀大肌

2

從大腿根部向外側扭轉，藉此使臀大肌、臀中肌、梨狀肌收縮。

髂腰肌

內收肌群

從大腿根部向外側扭轉，藉此伸展髂腰肌、內收肌群。

困難度
等級1 ★☆☆

鍛鍊的建議次數與時間
- 花費4秒下沉腰部（吸氣）
- 花費4秒上升腰部（吐氣）
- 10次×3組/每日

鍛鍊
大腿根部周圍

對象 | 駝背1 | 駝背2 | 腰椎前凸 | 身體傾斜 | 身體扭轉

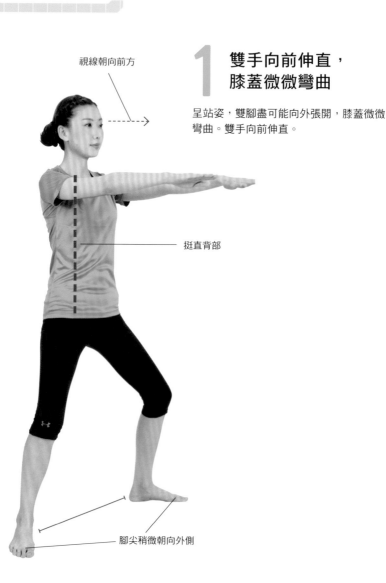

視線朝向前方

挺直背部

腳尖稍微朝向外側

1 雙手向前伸直，膝蓋微微彎曲

呈站姿，雙腳盡可能向外張開，膝蓋微微彎曲。雙手向前伸直。

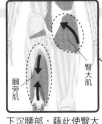

效果
- 提升股四頭肌、臀大肌、膕旁肌等肌肉的肌力。
- 增加髖關節的可活動範圍
- 緊實臀部與大腿。

膕旁肌
臀大肌

下沉腰部，藉此使臀大肌、膕旁肌確實收縮。

所使用的肌肉

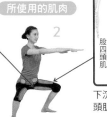

2

股四頭肌

下沉腰部，藉此使股四頭肌確實收縮。

2 將臀部向後方拉的同時，下沉腰部

將臀部向後方拉的同時，微微彎曲膝蓋與髖關節，慢慢地下沉腰部。之後，再慢慢地回到開始的姿勢。

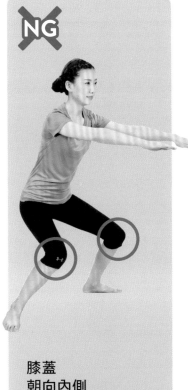

NG

膝蓋
朝向內側

若在下沉腰部的時候膝蓋朝向內側，有可能會弄痛膝蓋，請多加注意。

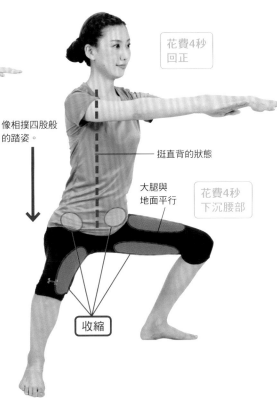

花費4秒
回正

像相撲四股般
的踏姿。

挺直背的狀態

大腿與
地面平行

花費4秒
下沉腰部

收縮

Q 女性較男性容易姿勢不良嗎？

A 首先，因為女性的骨盆比男性寬，所以很容易受到肌力下降時所產生的強烈影響（我認為髖關節周圍的肌肉非常重要）。穿高跟鞋也是可能造成姿勢不良的原因。另外，女性更年期之後會逐漸骨質疏鬆，所以有可能因為骨頭或關節的變形，造成姿勢更加惡化。

Q 很在意外八

A 腳尖朝向外側，髖關節過於外轉的情況下，首先請努力試著在站立或是步行時，將腳尖朝向正前方。為此可以鍛鍊必要的內收肌群，以提升效果。

Q 駝背的話是不是就有小腹呢？

A 駝背與下腹凸出是沒有因果關係的。但是為了消除駝背而進行訓練，結果也有可能會使小腹消失，所以強化軀幹的肌力有可能改善這兩個問題。

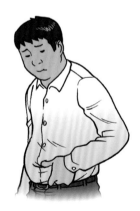

Part 4

改善駝背類型2（骨盆後傾）的鍛鍊方式

駝背類型2是常見於中高年，骨盆後傾導致的駝背。進行以背部為中心的訓練方式，可以強化支撐姿勢的肌力。

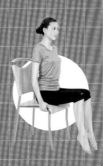

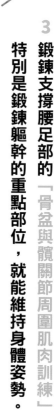

〔駝背類型2〕改善的鍛鍊方式

1 放鬆僵硬下半身的「伸展」

2 強化衰弱肌肉的「軀幹訓練」

3 鍛鍊支撐腰足部的「骨盆與髖關節周圍肌肉訓練」

特別是鍛鍊軀幹的重點部位，就能維持身體姿勢。

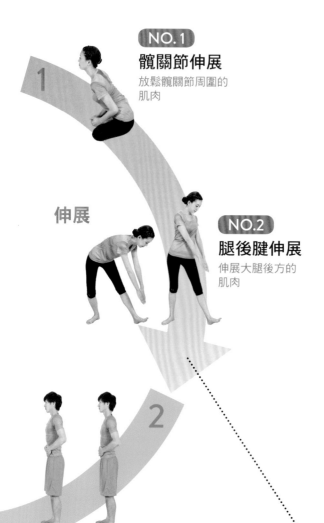

NO.1 髖關節伸展
放鬆髖關節周圍的肌肉

伸展

NO.2 腿後腱伸展
伸展大腿後方的肌肉

NO.3 Draw-In
刺激腹橫肌

1

放鬆髖關節、下半身

駝背類型2章節中，將會進行許多彎曲膝蓋，提高膕旁肌、髖關節周圍肌肉的柔軟度之訓練方式。藉由伸展，可以讓腿和腰在做各種動作時增加活動範圍。

3

鍛鍊小腿，打造支撐身體的雙腳

藉由伸展放鬆腰部足部，在進行軀幹訓練之後，鍛鍊小腿周圍的肌肉。藉由強化小腿周圍的肌肉，可以將重心調整至適當的位置，走路時踢在地面上的力道也會變強。

NO.7
坐式提踵
鍛鍊小腿

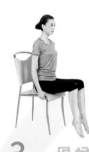

3

骨盆與髖關節
周圍肌肉訓練

NO.6
膝蓋向胸骨伸展
鍛鍊髂腰肌與腹部周圍

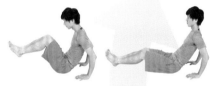

NO.5
早晨運動
彎曲及伸展髖關節，
以及鍛鍊背側。

2

提升軀幹整體的肌力

若軀幹的肌力下降，骨盆會往後方傾斜，脊椎往前方彎曲。藉由重新鍛鍊腹部肌群與背部肌群的方法，修正骨盆的位置，取回維持姿勢的肌力。

軀幹訓練

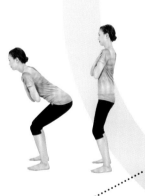

NO.4
挺背
鍛鍊背部、臀部、大腿內側等
所有身體背側

放鬆髖關節周圍的肌肉

困難度

等級1 ★☆☆

鍛鍊的建議次數與時間

▶ 上半身傾倒的狀態下維持20秒

▶ 5次／每日

對象 ▶ 駝背1 駝背2 腰椎前凸 身體傾斜 身體扭轉

2 挺直背部的狀態下，上半身向前傾倒

挺直背部的狀態下，像是把肚臍往前挺出般，將上半身向前傾倒。

維持20秒

想像把肚臍挺出去的感覺

收縮

伸展

1 坐姿，雙腳腳底併攏

坐在地上，雙腳腳底併攏，兩手抓住腳背。

挺直背部

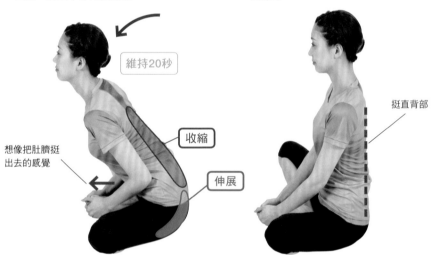

效果

- 提高豎脊肌群與臀大肌的柔軟度。
- 可以鍛鍊到髂腰肌
- 提高髖關節的柔軟度，使動作更順暢

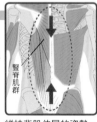

豎脊肌群

維持背肌伸展的姿勢，向前傾倒，藉此使豎脊肌群收縮。

所使用的肌肉

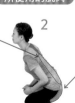

2

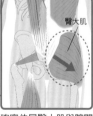

臀大肌

確實伸展臀大肌與髖關節周圍的肌肉。

伸展

NO.2 腿後腱伸展
伸展大腿後方的肌肉

| 對象 | 駝背1 | 駝背2 | 腰椎前凸 | 身體傾斜 | 身體扭轉 |

困難度

等級1 ★☆☆

鍛鍊的建議次數與時間

▶ 傾倒上半身的狀態下維持 20秒

▶ 左右各5次／每日

2 朝向腳尖，將上半身傾倒

打直向前踏出該腳的膝蓋，將上半身朝向腳尖傾倒。右腳也做相同的動作。

1 左腳向前踏出，雙手朝向腳尖

從站姿的狀態踏出左腳。抬起左邊的腳尖，雙手朝向腳尖。

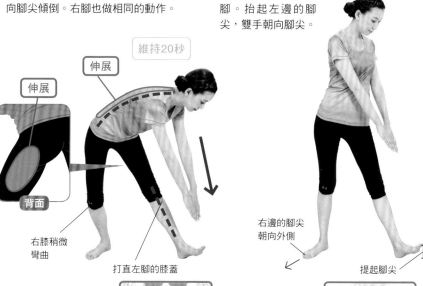

維持20秒

伸展

伸展

背面

右膝稍微彎曲

打直左腳的膝蓋

右邊的腳尖朝向外側

提起腳尖

效果

● 提升可以將腳步向後甩，以及彎曲膝蓋的膕旁肌之柔軟度。

● 改善做各種動作的柔軟度。

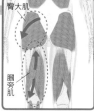

臀大肌

膕旁肌

確實伸展臀大肌、膕旁肌之一的股二頭肌。

所使用的肌肉

2

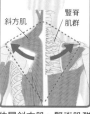

斜方肌

豎脊肌群

伸展斜方肌、豎脊肌群等背部肌群。

困難度

等級1 ★ ☆ ☆

鍛鍊的建議次數與時間

▶ 縮小腹的狀態下維持20秒

▶ 10次×3組/每日

NO. 3 Draw-In

刺激腹橫肌

對象 駝背1 駝背2 腰椎前凸 身體傾斜 身體扭轉

2 盡情縮小腹

以肚臍為中心，盡情縮小腹。維持這個狀態20秒。

想像胸部稍微膨脹的感覺

維持20秒

收縮

想像某個人的手按著的感覺

1 呈站姿，挺直背部

站立時像是縮緊肛門般，確實挺直背部。

挺直背部

收緊肛門

效果

● 強化腹橫肌、腹直肌、腹斜肌等腹部肌群，以及豎脊肌群。
● 改善姿勢。
● 緊實腹部周圍。

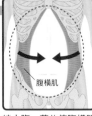

腹橫肌

縮小腹，藉此使腹橫肌等腹部肌群收縮。

所使用的肌肉

2

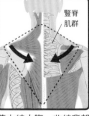

豎脊肌群

藉由縮小腹，收縮背部肌群。

NO.4 挺背

鍛鍊背部、臀部、大腿內側等身體的整體背側

困難度

等級3 ★★★

鍛鍊的建議次數與時間

▶ 提起的狀態下維持20秒
▶ 10次×3組/每日

對象 駝背1 駝背2 腰椎前凸 身體傾斜 身體扭轉

1 呈趴姿，伸直雙手與雙腳

呈趴姿，放鬆身體的力量，伸直雙手與雙腳。

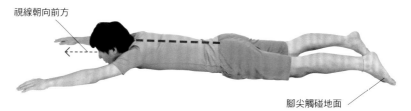

視線朝向前方

腳尖觸碰地面

2 提起上半身與雙腳

雙手與雙腳使力將上半身與雙腳從地面抬起。

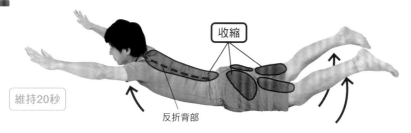

收縮

維持20秒

反折背部

效果

● 提升肩胛骨周邊、豎脊肌群、臀大肌、膕旁肌等肌力。
● 藉由大範圍地鍛鍊身體背側，緊實身體背側的線條。

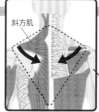

斜方肌

收縮斜方肌等肩胛骨周邊的肌群，以及背部肌群。

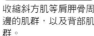

所使用的肌肉

提高雙腳的話，便可收縮膕旁肌等肌肉。

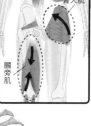

臀大肌

膕旁肌

2

軀幹

彎曲及伸展髖關節以及鍛鍊背側

困難度

等級2 ★★☆

鍛鍊的建議次數與時間

▶ 花費4秒前傾（吸氣）
▶ 花費4秒回正（吐氣）
▶ 10次/每日

對象　駝背1　駝背2　腰椎前凸　身體傾斜　身體扭轉

2 挺直背部的狀態下，上半身向前傾倒

挺直背部的狀態下，使用髖關節將上半身慢慢向前傾倒。之後，慢慢地回到開始的姿勢。

1 呈站姿，雙守在胸前交叉

雙腳打開至肩膀的寬度，雙手在胸前交叉。

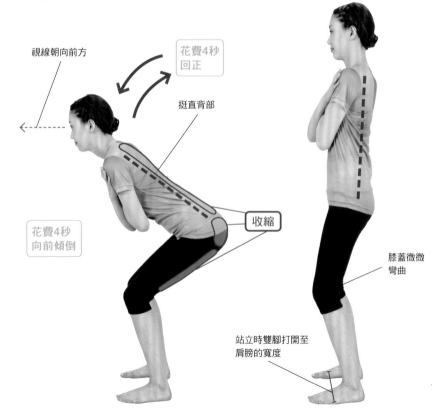

視線朝向前方

花費4秒回正

挺直背部

收縮

花費4秒向前傾倒

膝蓋微微彎曲

站立時雙腳打開至肩膀的寬度

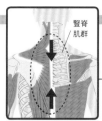

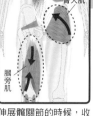

效果

- 提升豎脊肌群、臀大肌、膕旁肌等背側肌力。
- 整頓背部、臀部、大腿內側等背部曲線。

豎脊肌群

所使用的肌肉

臀大肌

膕旁肌

前傾上半身，藉此使豎脊肌群等背部肌群確實收縮。

伸展髖關節的時候，收縮臀大肌與膕旁肌。

背部彎曲

如果背部彎曲的話，將無法收縮背部肌群，所以沒辦法提升訓練的效果。

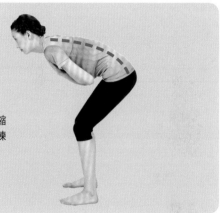

(變化方式)

雙手叉腰

也有雙手叉腰的做法。對於背部肌群的負荷較輕，所以請用對你比較輕鬆的方式進行訓練吧。

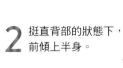
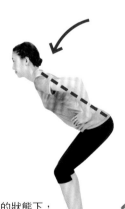
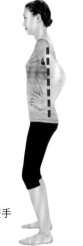

2 挺直背部的狀態下，前傾上半身。

1 呈站姿，雙手叉腰。

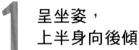

困難度

等級2 ★★☆

鍛鍊的建議次數與時間

▶ 花費4秒拉近（吐氣）
▶ 花費4秒回正（吸氣）
▶ 10次×3組/每日

驅幹

NO.6 膝蓋向胸骨伸展

鍛鍊髂腰肌 與腹部周圍

對象　駝背1　駝背2　腰椎前凸　身體傾斜　身體扭轉

1 呈坐姿， 上半身向後傾

呈坐姿，上半身向後傾，雙手在地板上支撐。

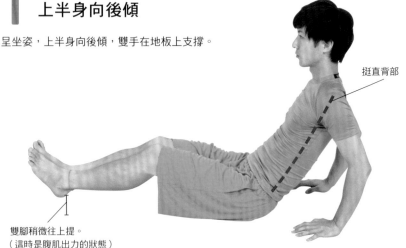

挺直背部

雙腳稍微往上提。
（這時是腹肌出力的狀態）

變化方式

也可以單腳進行

單腳放在地板上，提起另一隻腳，使膝蓋與胸部互相靠近。這種做法的負荷較輕。

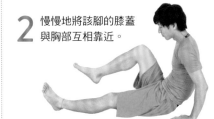

2 慢慢地將該腳的膝蓋與胸部互相靠近。

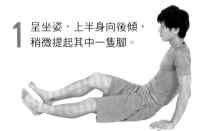

1 呈坐姿，上半身向後傾，稍微提起其中一隻腳。

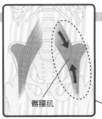

效果

● 提升腹直肌、髂腰肌等肌肉。

● 鍛鍊髂腰肌對於消除胖胖的肚子也有效果。

髂腰肌

雖然難以意識到，但在做這個運動時會收縮到髂腰肌。

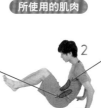

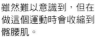

所使用的肌肉

腹直肌

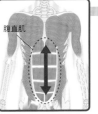

使覆蓋腹部前側的外層肌肉、腹直肌確實收縮。

2 膝蓋與胸部相互靠近

慢慢地將膝蓋與胸部互相靠近。再慢慢地回到開始的姿勢。

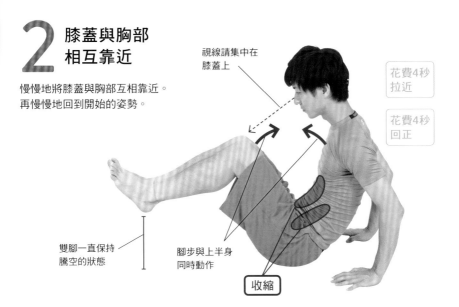

視線請集中在膝蓋上

花費4秒拉近

花費4秒回正

雙腳一直保持騰空的狀態

腳步與上半身同時動作

收縮

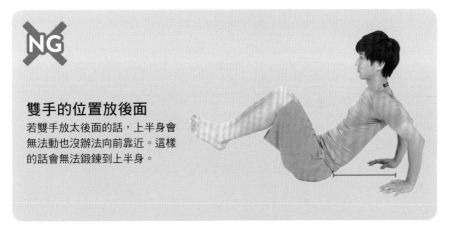

NG

雙手的位置放後面

若雙手放太後面的話，上半身會無法動也沒辦法向前靠近。這樣的話會無法鍛鍊到上半身。

骨盆‧髖關節

困難度

等級1 ★ ☆ ☆

鍛鍊的建議次數與時間

▶ 花費4秒抬起（吐氣）
▶ 花費4秒回正（吸氣）
▶ 10次/每日

NO.7 坐式提踵

鍛鍊小腿

對象　駝背1　駝背2　腰椎前凸　身體傾斜　身體扭轉

1 坐在椅子上，雙手放在椅子兩旁

挺直背部，淺坐椅子。雙手放在椅子兩旁。

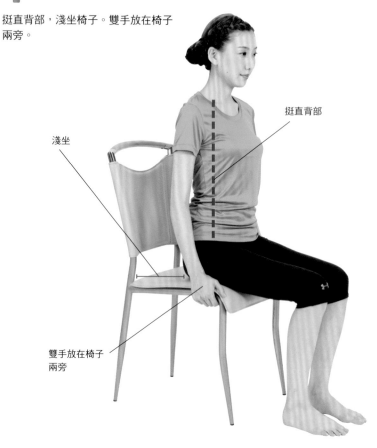

淺坐

挺直背部

雙手放在椅子兩旁

效果

● 提升小腿比目魚肌的肌力。
● 調整重心至適切的位置。

所使用的肌肉

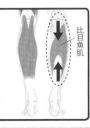

比目魚肌

慢慢地抬起腳根，藉此使小腿周圍的比目魚肌收縮。

2 提起雙腳的腳根

慢慢地抬起雙腳的腳根，墊起腳尖。

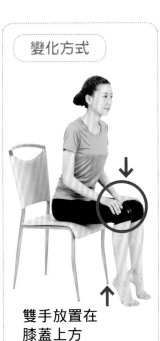

變化方式

雙手放置在膝蓋上方

雙手放在膝蓋上方，藉此增加重量，這個動作是增重負荷的方法。

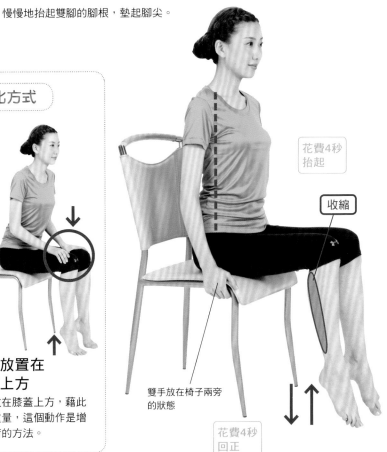

花費4秒抬起

收縮

雙手放在椅子兩旁的狀態

花費4秒回正

Q 我的肩膀痠痛很嚴重，
這是否與姿勢有關呢？

A 駝背可能導致手臂、頭部的重
量對肩頸周圍的肌肉造成負
擔。但有時其他疾病也可能造
成嚴重的肩膀痠痛，因此建議
各位肩膀痠痛的症狀過於嚴重
時應前往醫療機構就診。

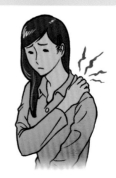

Q 在日常生活當中應注重哪些事項
才能幫助養成良好姿勢呢？

A 首先必須在日常生活當中多加注意自身姿勢。例如可以透過展
示櫥窗的倒映來確認自己在站立、行走時的姿勢；而坐下時也
建議不時確認體重是否落在坐骨上。最為重要的部分就是要時
刻注意到「自己是否有姿勢不良的情形？」。

Q 疲勞與姿勢是否有關呢？

A 研究顯示，當我們維持站姿時，多少會使用到相關肌肉來維持
該姿勢，而這些特定肌肉所抱持的強烈疲勞也將對姿勢造成影
響。譬如當我們感到腳部疲勞時，有時就會雙腳交互休息，將
身體重心落在其中一隻腳上，藉此讓另一側的腳獲得休息，如
此一來將會感到較為舒適。

Part 5

改善腰椎前凸類型
的鍛鍊方式

乍看之下，腰椎前凸類型者的姿勢正確，但是這類
人的骨盆前傾，且腹部前凸，胸部也過挺。此姿勢
將會對腰部造成極大負擔，因此必須多加鍛鍊髂腰
肌等深層肌肉與臀大肌。

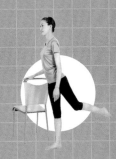

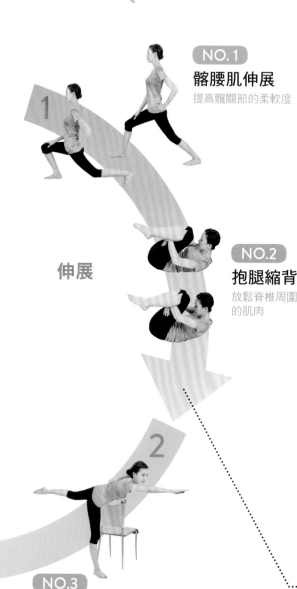

NO.1
髂腰肌伸展
提高髖關節的柔軟度

伸展

NO.2
抱腿縮背
放鬆脊椎周圍
的肌肉

NO.3
單腳平衡
以芭蕾舞者般的姿勢
鍛鍊背肌

1 放鬆髂腰肌等肌肉的「伸展」

2 幫助減輕腰部負擔的「軀幹訓練」

3 讓抬高與放下腳部的動作得以順暢進行的

「骨盆與髖關節周圍肌肉訓練」藉此均衡鍛鍊各個部位，這點相當重要。

1

放鬆髖關節，提升可動範圍

幫助放鬆髂腰肌、股四頭肌、脊椎周圍的背部肌群，進而提高髖關節的柔軟度，讓諸般動作變得順暢。此外抱腿縮背的動作也可以期待獲得預防腰痛的效果。

3

鍛鍊骨盆與髖關節內側的深層肌肉

鍛鍊髂腰肌、臀大肌、股四頭肌等肌肉能夠提升髖關節的活動範圍，讓行走時抬高與放下腳部的動作得以順暢進行。除此之外，也能夠有效緊實大腿、提臀。

NO.7

外展與平舉腿部
鍛鍊大腿內側與上臂

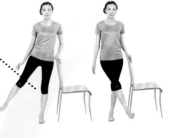

NO.6

提膝與後踢
鍛鍊軀幹、臀部與大腿

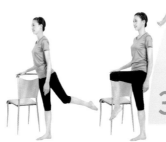

骨盆與髖關節
周圍肌肉訓練

3

NO.5

手腳提起
舉起單臂與單腳，鍛鍊背部

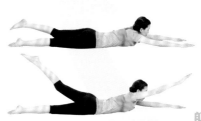

軀幹訓練

2

以腹部與背部為中心鍛鍊軀幹

鍛鍊腹直肌等腹部肌群與豎脊肌等背部肌群，藉此讓姿勢穩定，減輕因腰椎前凸而對腰部造成的負擔。捲腹的動作集中使用腹直肌，因此能夠幫助強化腹部肌群。

NO.4

捲腹
集中鍛鍊腹部前側肌肉

NO.1 髂腰肌伸展

提高髖關節的柔軟度

對象 駝背1 駝背2 腰椎前凸 身體傾斜 身體扭轉

伸展

1 呈站姿，雙腳前後打開

呈站姿，雙腳前後跨大步打開。前跨側的手放在大腿上，另一側的手則置於腰上。

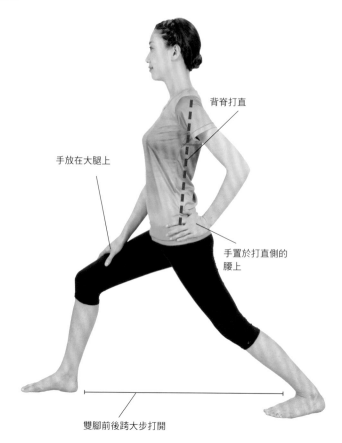

背脊打直

手放在大腿上

手置於打直側的腰上

雙腳前後跨大步打開

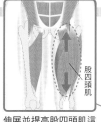

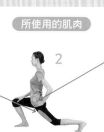

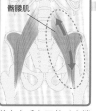

效果

● 提高髂腰肌的柔軟
度。

● 提高髖關節的柔軟
度,讓動作變得順
暢。

所使用的肌肉

股四頭肌

髂腰肌

伸展並提高股四頭肌這
個淺層肌肉的柔軟度。

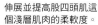

將上身重心下放以支撐
體重,同時確實伸直髂
腰肌。

2 腰部下放,手掌同時向前推壓腰部

將上身重心下放,手掌同時向前用力推壓腰部,另一側的腰部也比照辦理。

NG

上身前傾

上身前傾則無法確實伸展髂腰
肌,因此應將上身重心下放,
同時維持背脊打直。

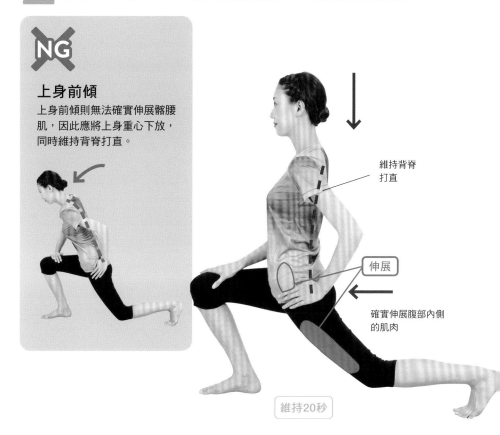

維持背脊
打直

伸展

確實伸展腹部內側
的肌肉

維持20秒

NO.2 抱膝

放鬆脊椎周圍的肌肉

對象 駝背1 駝背2 腰椎前凸 身體傾斜 身體扭轉

1 仰躺，雙手抱大腿

仰躺，雙腳彎曲，膝蓋拉至貼近身體，雙手抱大腿內側。

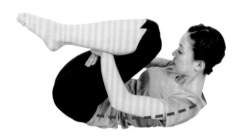

2 身體抱團，背部內縮

從 1 的姿勢開始，身體抱團，背部內縮。

收縮

伸展

維持20秒

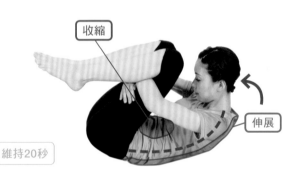

效果

● 提高豎脊肌的柔軟度。
● 讓軀幹動作順暢進行。
● 幫助預防腰痛。

所使用的肌肉

腹直肌

背部內縮，藉此使腹直肌等腹部肌群收縮

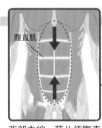

豎脊肌

幫助伸展豎脊肌等背部肌肉

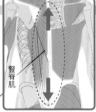

困難度
等級1 ★ ☆ ☆

鍛鍊的建議次數與時間
▶ 花費4秒前傾身體（吐氣）
▶ 花費4秒回正身體（吸氣）
▶ 左右各10次×3組/每日

NO. 3　單腳平衡

以芭蕾舞者般的姿勢鍛鍊背肌

軀幹

對象　駝背1　駝背2　腰椎前凸　身體傾斜　身體扭轉

2 單腳抬起，身體前傾

手握椅背，單腳抬起，身體前傾至與地面呈平行。

收縮

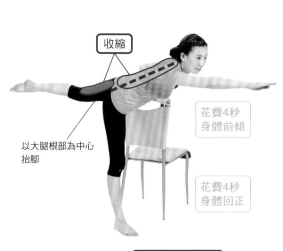

以大腿根部為中心抬腳

花費4秒
身體前傾

花費4秒
身體回正

1 呈站姿，手放置於椅背上

呈站姿，手放置於椅背上，背脊打直。

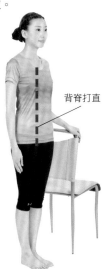

背脊打直

效果
● 幫助提高豎脊肌群、臀大肌、膕旁肌等肌肉的肌力
● 幫助提高軀幹的穩定性

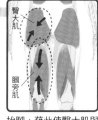

臀大肌

膕旁肌

抬腳，藉此使臀大肌與膕旁肌收縮

所使用的肌肉

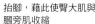

2

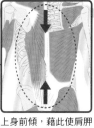

上身前傾，藉此使肩胛骨周圍肌群、背部肌群收縮

困難度

等級2 ★ ★ ☆

鍛鍊的建議次數與時間

▶ 花費4秒起身（吐氣）
▶ 花費4秒躺下（吸氣）
▶ 10次×3組/每日

NO.4 捲腹

集中鍛鍊腹部前側肌肉

對象 ▶ 駝背1 駝背2 腰椎前凸 身體傾斜 身體扭轉

1 仰躺，雙手交叉置於胸前

仰躺立膝，雙手交叉置於胸前，頭部稍微抬高。

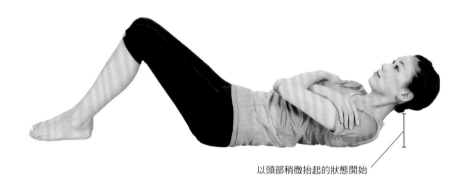

以頭部稍微抬起的狀態開始

變化方式

雙手置於大腿上

雙手置於大腿上，藉此減輕負荷的方法也頗不錯。

1 雙手置於大腿上

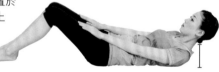

2 起身，讓雙手碰到膝蓋

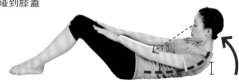

效果

- 提升腹直肌的肌力。
- 提高軀幹的穩定性。
- 具有塑造腹部線條的效果。

所使用的肌肉

上身稍微抬起，藉此確實收縮腹直肌。

腹直肌

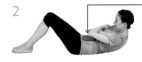

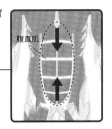

2 背部內縮，上身抬起

背部內縮，上身抬起至肩胛骨浮起。

花費4秒
起身

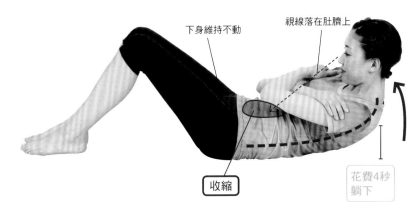

下身維持不動

視線落在肚臍上

收縮

花費4秒
躺下

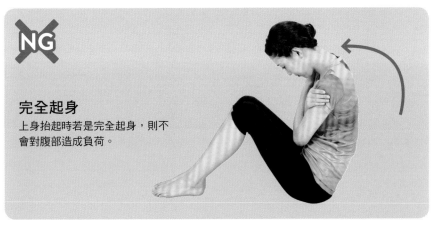

NG

完全起身

上身抬起時若是完全起身，則不會對腹部造成負荷。

困難度

等級 2 ★ ★ ☆

鍛鍊的建議次數與時間

▶ 花費 4 秒抬起手腳（吐氣）
▶ 花費 4 秒放下手腳（吸氣）
▶ 左右交替 10 次 × 3 組 / 每日

NO. 5　手腳提起

舉起單臂與單腳，鍛鍊背部

對象　駝背1　駝背2　腰椎前凸　身體傾斜　身體扭轉

1 俯臥，右手與左腳稍微抬起

俯臥，雙手雙腳確實打直，右手與左腳稍微抬起。

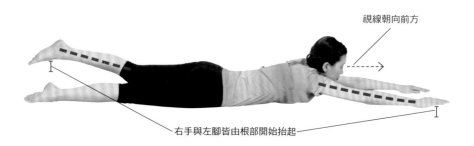

視線朝向前方

右手與左腳皆由根部開始抬起

2 緩緩地抬起右手與左腳

右手與左腳確實打直，並緩緩地抬起。之後再緩緩地放下，並稍微抬起相反側的手腳。

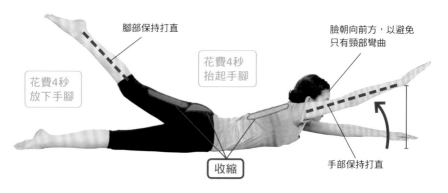

腳部保持打直

花費4秒
抬起手腳

臉朝向前方，以避免只有頸部彎曲

花費4秒
放下手腳

收縮

手部保持打直

86

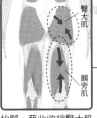

效果

● 幫助提高豎脊肌群、臀大肌、膕旁肌等肌肉的肌力。

● 幫助緊實臀部，打造美麗的臀部曲線。

臀大肌

膕旁肌

抬腳，藉此收縮臀大肌與膕旁肌。

所使用的肌肉

豎脊肌群

3

抬手，藉此收縮豎脊肌群等背部肌群。

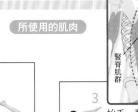

3 緩緩地抬起左手與右腳

左手與右腳確實打直，並緩緩地抬起。之後再緩緩地放下，恢復至1的開始姿勢。

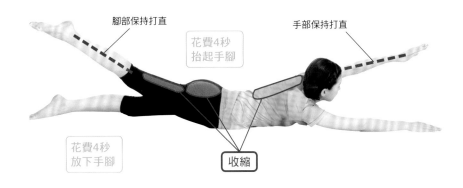

腳部保持打直

手部保持打直

花費4秒
抬起手腳

花費4秒
放下手腳

收縮

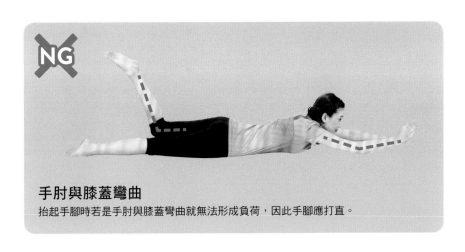

NG

手肘與膝蓋彎曲

抬起手腳時若是手肘與膝蓋彎曲就無法形成負荷，因此手腳應打直。

困難度

等級1 ★ ☆ ☆

鍛鍊的建議次數與時間

▶ 花費4秒提膝（吸氣）
▶ 花費4秒後踢（吐氣）
▶ 左右各10次/每日

骨盆・髖關節

NO.6 提膝與後踢

鍛鍊軀幹、臀部與大腿

對象 ▶ 駝背1 駝背2 腰椎前凸 身體傾斜 身體扭轉

2 左膝彎曲，大腿向前抬起

手握椅背，左膝彎曲，大腿向前抬起。

1 呈站姿，手置於椅背上

呈站姿，手置於椅背上，背脊打直。

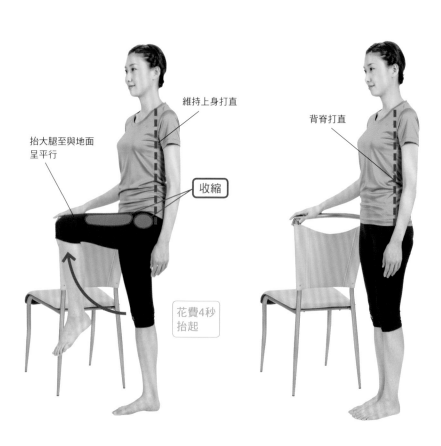

維持上身打直

抬大腿至與地面呈平行

收縮

花費4秒抬起

背脊打直

效果

● 幫助提高豎脊肌群、臀大肌、膕旁肌等肌肉的肌力。
● 幫助提高髖關節的可動範圍。
● 讓抬起、放下腳部的動作變得順暢。

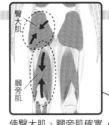

使臀大肌、膕旁肌確實收縮

所使用的肌肉

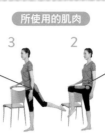

3　2

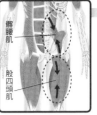

抬大腿，藉此使髂腰肌與股四頭肌收縮

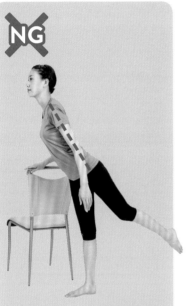

3 左膝彎曲，大腿向後踢

由2的狀態開始，左膝微彎，緩緩地向後踢

NG

上身前傾

大腿後踢時若是上身前傾則會減少對臀大肌等肌肉的負荷，以致無法期待獲得效果。因此各位應時刻維持上身打直。

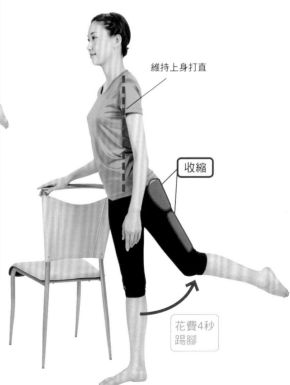

維持上身打直

收縮

花費4秒
踢腳

NO.7 外展與平舉腿部

困難度

等級1 ★☆☆

鍛鍊的建議次數與時間

▶ 花費4秒向內側舉腿
▶ 花費4秒向外側舉腿
▶ 左右各10次／每日

NO.7 外展與平舉腿部
鍛鍊大腿內側與臀部上方

對象 ▶ 駝背1 駝背2 腰椎前凸 身體傾斜 身體扭轉

2 向內側舉右腳

腳打直,向內側舉右腳。

1 呈站姿,手置於椅背上

呈站姿,手置於椅背上,背脊打直。

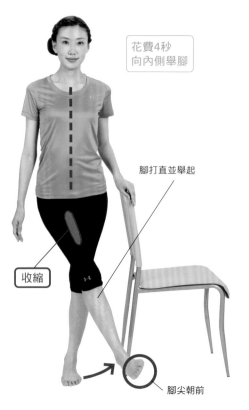

花費4秒
向內側舉腳

腳打直並舉起

收縮

腳尖朝前

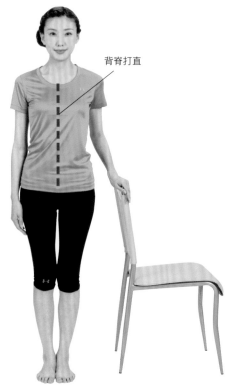

背脊打直

效果

● 提高臀中肌與內轉肌群的肌力。
● 緊實大腿內側。
● 讓髖關節的動作變得順暢。

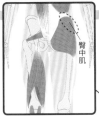

臀中肌

向外側舉腳，藉此收縮臀中肌

所使用的肌肉

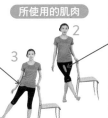
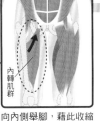

內轉肌群

向內側舉腳，藉此收縮臀中肌

3 向外側舉右腳

腳打直，向外側舉右腳，左腳也比照辦理。

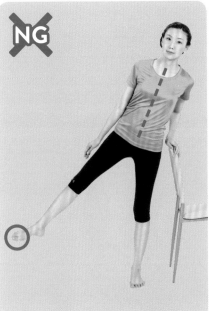

NG

腳尖朝外，或是上身傾倒

向外側舉腳時，若是腳尖朝外或上身傾倒則會導致效果減半。

花費4秒
向外側舉腳

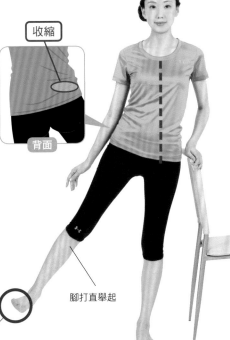

收縮

背面

腳打直舉起

腳尖朝前

Q 增加重複次數就能夠提高效果嗎？

A 各位不可以只考慮到次數。充分使用目標肌肉，藉此使其處於疲勞狀態一事更為重要。建議各位與其拘泥於次數，更應該注意到是否充分對肌肉產生訓練效果。

Q 矯正姿勢後卻出現腰痛症狀耶……

A 如果出現了腰痛症狀，就代表當事人是誤以為自己「矯正了姿勢」。恐怕因為過於意識打直腰椎一事，而出現腰椎前凸的情形。建議各位透過進行本書專門為腰椎前凸者所打造的訓練動作，藉此改善姿勢。

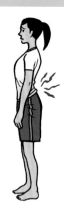

Q 關於姿勢，女性該留意哪些部分呢？

A 駝背加上脂肪堆積，這可能會在不知不覺間讓各位的背部顯老。因此在日常生活當中必須同時注意訓練腹部前側與背部肌肉，以避免其衰退。而在更年期之後，加上骨質疏鬆症的因素，女性會比年輕時更容易駝背，因此建議各位應盡早確實強化背部周圍的肌肉。

Part 6

改善肩膀與骨盆左右傾斜類型的鍛鍊方式

由於左右傾斜類型者負責支撐骨盆之肌肉，以及側腹的肌肉較為瘦弱，因此才會導致骨盆與肩膀傾斜的情形。而著重於鍛鍊負責支撐側腹與骨盆的肌肉則可以幫助骨盆處於穩定位置。

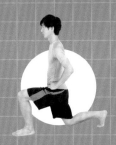

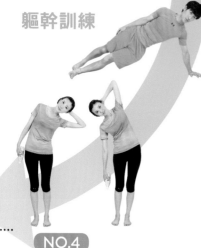

NO. 1

左右屈伸軀幹

放鬆脊椎周圍肌肉

伸展

1

NO.2

雙膝側壓

伸展側腹、背部的肌肉

軀幹訓練

2

NO.3

側身拱橋

鍛鍊腹部肌群、背部肌群、
臀部肌群

NO.4

左右屈體

鍛鍊側腹肌肉

藉此改善肩膀與骨盆左右傾斜的情況。

3 提高下半身穩定性的「骨盆與髖關節周圍肌肉訓練」

2 幫助提高軀幹安定性與活動範圍的「軀幹訓練」

1 放鬆側腹周圍肌肉的「伸展」

1

伸展讓軀幹動作
得以順暢進行

伸展能夠放鬆腹外斜肌等側腹肌肉，以及豎
脊肌群等背部肌群，進而使瘦弱的側腹周圍
肌肉在動作上變得較為順暢。放鬆上述肌群
也可以期待獲得預防腰痛的效果，並使軀幹
動作變得更為順暢。

3

鍛鍊下半身,藉此提高姿勢的穩定性

確實鍛鍊股四頭肌、臀大肌、膕旁肌等下身肌群,藉此提高髖關節的穩定性。當下半身的肌力提高,進行抬腳、步行等日常動作時也會變得更為順暢。

NO.8

分腿蹲

鍛鍊大腿、臀部,
培養平衡性

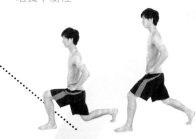

NO.7

側步蹲

鍛鍊腹部肌群、背部肌群、
大腿肌群、臀部肌群

骨盆與髖關節
周圍肌肉訓練

NO.6

跨步

鍛鍊臀部、大腿等
下半身整體肌肉

2

以腹外斜肌為中心強化軀幹

NO.5

腿部延展

鍛鍊大腿前側肌肉

3

鍛鍊並強化側腹周圍的肌肉,藉此建立足以支撐骨盆的肌力。如此一來即可強化腹外斜肌、腹內斜肌、腹橫肌等肌肉。並提高軀幹的穩定性與活動範圍。除此之外也具有緊實側腹周圍肌肉的效果。

NO.1 左右屈伸軀幹

放鬆脊椎周圍的肌肉

對象 | 駝背1 | 駝背2 | 腰椎前凸 | **身體傾斜** | **身體扭轉** |

困難度

等級1 ★☆☆

鍛鍊的建議次數與時間

▶ 花費4秒向側邊彎曲
▶ 花費4秒向另一側彎曲
▶ 左右交替5次/每日

2 上身向左側彎曲

直接將上身向左側傾倒，此時骨盆位置應維持不動。同樣地也要向右側傾倒。

1 呈站姿，指尖置於兩肩

呈站姿，雙腳打開與腰同寬，雙手點放於兩肩。

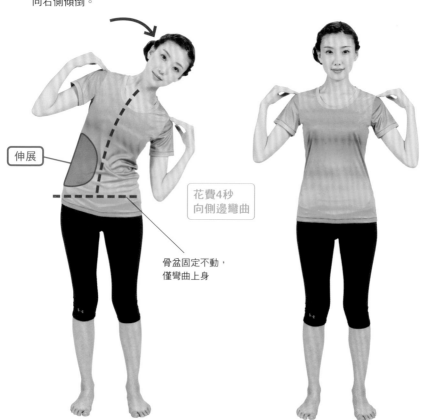

伸展

花費4秒
向側邊彎曲

骨盆固定不動，
僅彎曲上身

效果

- ●提高軀幹柔軟度。
- ●使上身向側邊彎曲的動作變得順暢。
- ●能夠期待預防腰痛的效果。

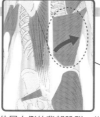

伸展右側的背部肌群，此時其相反側的腹部肌群、背部肌群將會收縮。

所使用的肌肉

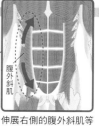

腹外斜肌

伸展右側的腹外斜肌等腹部肌群，左側亦比照辦理。

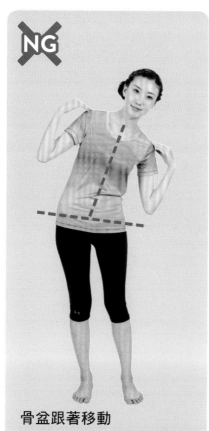

骨盆跟著移動

骨盆跟著移動則會導致不易放鬆軀幹部分。因此在操作上應確實固定骨盆位置，僅使上身左右彎曲，並意識到背部左右移動一事。

變化方式

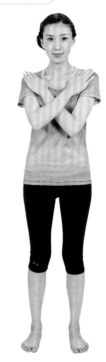

雙手交叉置於胸前

指尖難以碰觸到兩肩者，則可以改將雙手交叉置於胸前，此時在操作上就維持雙手置於胸前的姿勢，並左右彎曲上身。

困難度

等級1 ★☆☆

鍛鍊的建議次數與時間

▶ 花費4秒向右側傾倒
▶ 花費4秒向左側傾倒
▶ 左右交替10次/每日

NO. 2 雙膝側壓

伸展側腹、背部的肌肉

對象 駝背1 駝背2 腰椎前凸 身體傾斜 身體扭轉

1 仰躺立膝

仰躺,並輕輕立膝,雙手則稍微打開平放於地上。

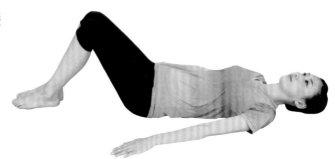

2 雙膝向左右傾倒

使用重力使膝蓋向左右傾倒,同時扭轉軀幹。

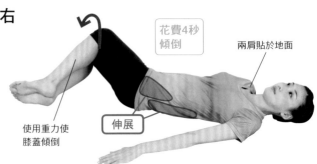

花費4秒傾倒

兩肩貼於地面

使用重力使膝蓋傾倒

伸展

效果

● 提高豎脊肌群、腹外斜肌、腹內斜肌的柔軟度。
● 使軀幹活動變得順暢。
● 幫助預防腰痛。

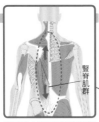

確實伸展豎脊肌群等深層背部肌群。

豎脊肌群

所使用的肌肉

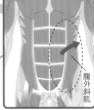

腹外斜肌

2

膝蓋傾倒,伸展腹外斜肌等腹部肌群,相反側也比照辦理。

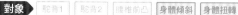

軀幹

困難度
等級2 ★★☆

鍛鍊的建議次數與時間
▶ 維持腰部拱起的狀態20秒
▶ 左右各1次／每日

NO.3 側身拱橋

鍛鍊腹部肌群、背部肌群、臀部肌群

對象　駝背1　駝背2　腰椎前凸　身體傾斜　身體扭轉

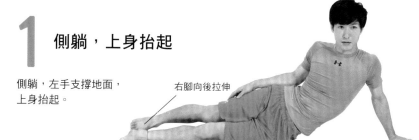

1 側躺，上身抬起

側躺，左手支撐地面，
上身抬起。

右腳向後拉伸

2 緩緩地將腰部抬起

維持20秒

緩緩地將腰部抬起，並維持20秒相同
姿勢，相反側也比照辦理。

頭部至腳尖
呈現一直線

維持該姿勢時配
合緩緩呼吸

收縮

背面

收縮

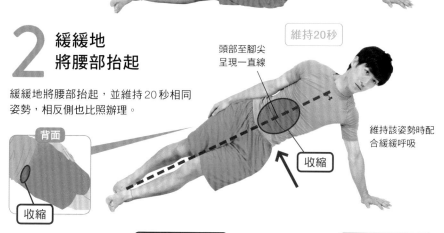

效果
● 提升腹斜肌、腹橫肌、
　臀中肌的肌力。
● 提高軀幹的穩定性。

所使用的肌肉

2

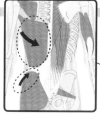

收縮背部肌群，以及負責
支撐手腕側的臀中肌。相
反側也比照辦理。

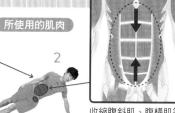

收縮腹斜肌、腹橫肌等
腹部肌群。

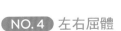

困難度

等級1 ★☆☆

鍛鍊的建議次數與時間

▶ 花費4秒傾倒（吐氣）

▶ 花費4秒回正（吸氣）

▶ 左右各10次×3組/每日

NO. 4 左右屈體

鍛鍊側腹的肌肉

對象 ▶ 駝背1 駝背2 腰椎前凸 身體傾斜 身體扭轉

2 上身緩緩地向左側傾倒

上身緩緩地向左側傾倒，之後再慢慢地恢復到開始姿勢。在重複10次之後換邊。

1 右手拿取加重物，上身向右傾倒

右手拿取裝水的寶特瓶等加重物，左手置於後腦勺，上身向右傾倒，此乃開始姿勢。

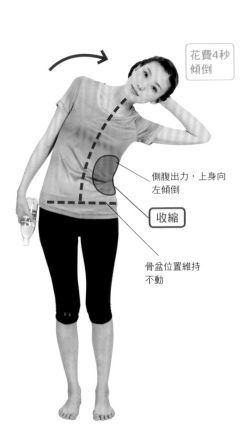

花費4秒傾倒

側腹出力，上身向左傾倒

收縮

骨盆位置維持不動

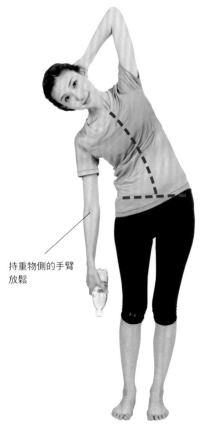

持重物側的手臂放鬆

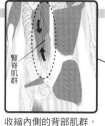

效果

●提高腹外斜肌、腹內
斜肌的肌肉。
●緊實側腹周圍的肌肉。
●使軀幹活動變得順暢。

收縮內側的背部肌群，
相反側也比照辦理。

所使用的肌肉

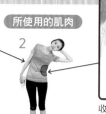
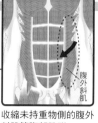

收縮未持重物側的腹外
斜肌等腹部肌群。

骨盆左右傾倒

骨盆左右傾倒將會導致效果減半，因
此上身傾倒時應維持骨盆於水平狀
態。

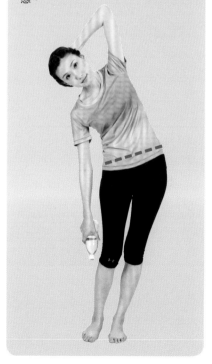

背脊向前彎曲

背脊向前彎曲則會減輕側腹的負荷，
因此背脊應維持打直。操作上應在背
脊打直的狀態下向側邊傾倒上身。

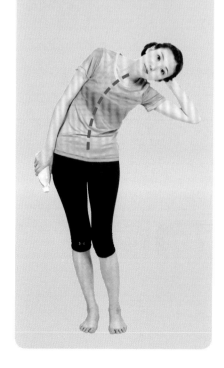

困難度

等級1 ★ ☆ ☆

鍛鍊的建議次數與時間

▶ 花費4秒伸展膝蓋（吐氣）

▶ 花費4秒恢復原姿勢（吸氣）

▶ 左右各10次／每日

NO.5 腿部延展

鍛鍊大腿前側肌肉

對象 | 駝背1 | 駝背2 | 膝椎前凸 | 身體傾斜 | 身體扭轉

2 伸展右膝，抬起小腿

緩緩地伸展右膝，抬起小腿。之後慢慢地回到開始姿勢。

1 坐在椅子上，右腳稍微離地

淺淺地坐在椅子上，右腳稍微離地。

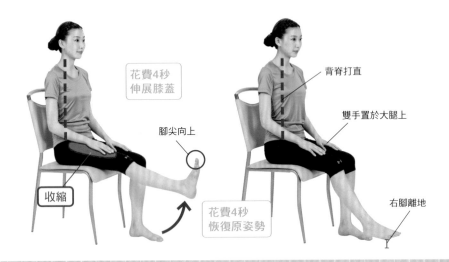

花費4秒伸展膝蓋

腳尖向上

收縮

花費4秒恢復原姿勢

背脊打直

雙手置於大腿上

右腳離地

效果

● 提高股四頭肌的肌力。

● 緊實大腿肌肉。

● 讓抬腳、步行、奔跑等日常動作得以順暢進行。

所使用的肌肉

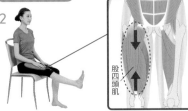

股四頭肌

緩緩地伸展膝蓋，藉此收縮位於大腿前側的股四頭肌。

困難度

等級2 ★★☆

鍛鍊的建議次數與時間

▶ 花費4秒腰部下沉（右腳前跨）
▶ 花費4秒腰部下沉（左腳前跨）
▶ 10步／每日

NO.6 跨步

鍛鍊臀部、大腿等下半身整體肌肉

對象 駝背1 駝背2 腰椎前凸 身體傾斜 身體扭轉

3 左腳前跨，腰部下沉

抬左腳並大步前跨，腰部下沉。重複進行上述動作。

2 右腳前跨，腰部下沉

右腳大步前跨，腰部下沉。

1 呈站姿，手插腰

呈站姿，手插腰，背脊打直。

視線朝向前方 ←

背脊打直

重心直線下沉

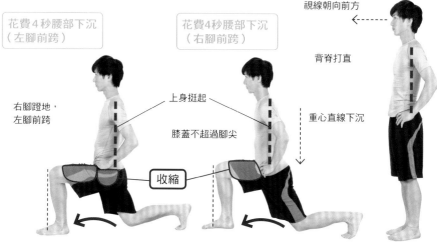

右腳蹬地，左腳前跨

上身挺起

膝蓋不超過腳尖

收縮

效果

● 強化股四頭肌、髂腰肌、臀大肌、膕旁肌等肌肉。
● 緊實臀部與大腿肌肉。
● 讓髖關節的動作變得順暢。

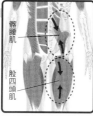

髂腰肌

股四頭肌

收縮股四頭肌與髂腰肌，後腳的上述肌肉則是獲得伸展。

所使用的肌肉

3

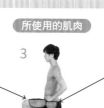

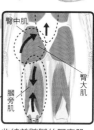

臀中肌

臀大肌

膕旁肌

收縮前踏腳的膕旁肌、臀部肌群、背部肌群。

困難度

等級2 ★ ★ ☆

鍛鍊的建議次數與時間

▶ 花費4秒腰部下沉（吸氣）
▶ 花費4秒回正（吐氣）
▶ 左右交替10次/每日

NO.7 側步蹲

鍛鍊腹部肌群、背部肌群、大腿肌群、臀部肌群

對象 駝背1 駝背2 腰椎前凸 身體傾斜 身體扭轉

2 右腳大步向右跨，腰部下沉

右腳大步向右跨，腰部緩緩下沉。之後慢慢地回到開始姿勢。

1 呈站姿，手插腰

呈展姿，背脊打直，手插腰。

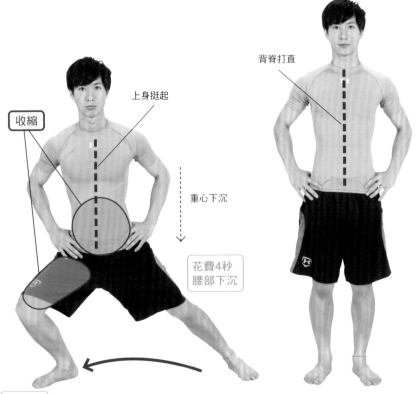

收縮

上身挺起

背脊打直

重心下沉

花費4秒
腰部下沉

花費4秒
回正

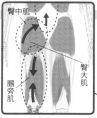

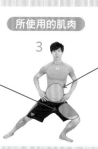

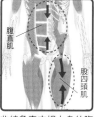

效果

- 提高股四頭肌、臀大肌、膕旁肌、內收肌群的肌力。
- 刺激大腿內側，打造緊實的大腿曲線。
- 提高髖關節的穩定性。

所使用的肌肉

臀中肌

臀大肌

膕旁肌

收縮負責支撐上身的背部肌群，以及膕旁肌與臀部肌群等。

腹直肌

股四頭肌

收縮負責支撐上身的腹部肌群、股四頭肌、內收肌群。

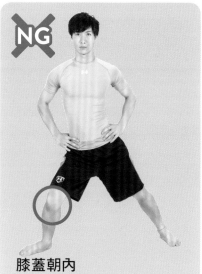

NG

膝蓋朝內

請注意，若是膝蓋朝內，則可能導致膝蓋受傷。

3 左腳大步向左跨，腰部下沉

左腳也大步向左跨，腰部緩緩地下沉。之後慢慢地回到開始姿勢。

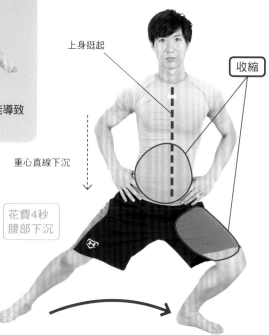

上身挺起

收縮

重心直線下沉

花費4秒
腰部下沉

花費4秒
回正

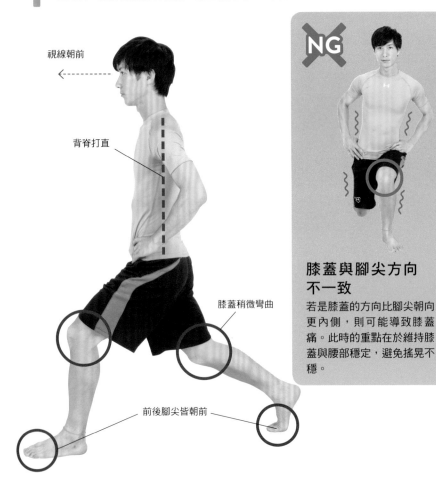

骨盆‧髖關節

困難度 等級3 ★★★

鍛鍊的建議次數與時間

▶ 花費4秒腰部下沉（吸氣）
▶ 花費4秒恢復原姿勢（吐氣）
▶ 左右各5～10次×3組／每日

NO.8 分腿蹲

鍛鍊大腿、臀部，培養平衡性

對象 ▶ 駝背1 | 駝背2 | 腰椎前凸 | 身體傾斜 | 身體扭轉

1 呈站姿，雙腳前後打開，膝蓋稍微彎曲

呈站姿，雙腳前後打得稍開，膝蓋稍微彎曲。雙手插腰。

視線朝前

背脊打直

膝蓋稍微彎曲

前後腳尖皆朝前

NG

膝蓋與腳尖方向不一致

若是膝蓋的方向比腳尖朝向更內側，則可能導致膝蓋痛。此時的重點在於維持膝蓋與腰部穩定，避免搖晃不穩。

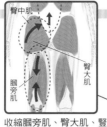

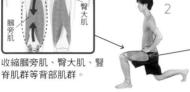

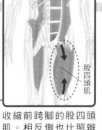

效果

- 提高股四頭肌、臀大肌、膕旁肌的肌力。
- 緊實臀部與大腿肌肉。
- 鍛鍊軀幹。

所使用的肌肉

收縮膕旁肌、臀大肌、豎脊肌群等背部肌群。

收縮前跨腳的股四頭肌。相反側也比照辦理。

2 膝蓋彎曲，腰部緩緩下沉

膝蓋彎曲，腰部緩緩下沉。之後慢慢地恢復開始姿勢。相反側也比照辦理。

膝蓋與腳尖朝向前方

膝蓋與腳尖朝前，藉此維持上身穩定。

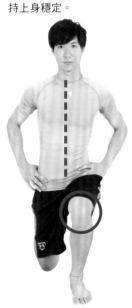

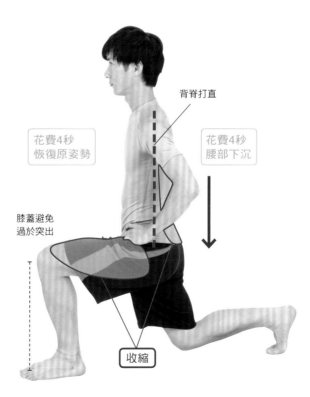

背脊打直

花費4秒恢復原姿勢

花費4秒腰部下沉

膝蓋避免過於突出

收縮

Q 女性都嚮往「美麗的軀體」，
而美麗的軀體與姿勢是否有關呢？

A 舉例來說，新體操選手、花式溜冰選手、芭蕾舞者除了體態勻稱優美之外，姿勢亦是相當美妙。毫無疑問地，只要具備應有的肌肉量，並擺脫多餘的脂肪，再搭配正確的姿勢，就可以讓全身體態看起來頗為美麗。除此之外，女性挺直背脊也可以期待獲得挺胸效果。

Q 長時間使用某隻手拿東西，
是否會對姿勢造成影響？

A 我認為答案是肯定的。雖說根據拿東西的方式不同，也會讓影響大小出現不同，但是建議各位仍應盡可能適時換手拿東西，避免長時間使用某隻手拿東西。

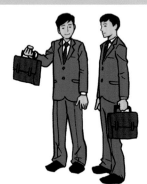

Q 辦公室工作者在姿勢方面
須留意哪些重點？

A 即便各位認為自己的姿勢正確無誤，長期維持相同姿勢仍會出現肌肉僵硬的現象。因此應不時起身拉筋，並稍微活動身體等。

Part 7

改善肩膀與
骨盆扭轉類型
的鍛鍊方式

扭轉類型者的臉部朝向正面，但是脊椎、骨盆、肩膀的位置卻扭轉了。透過搭配有轉體動作的訓練能夠幫助消除肩膀等部位扭轉的情形，進而提高軀幹的穩定性與動作範圍。

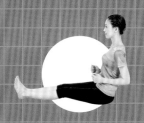

NO.1
軀幹左右扭轉
放鬆側腹與脊椎周圍
肌肉

伸展

NO.2
核心扭轉
調整肩胛骨周圍與
背肌的連動

軀幹訓練

NO.3
扭轉捲腹
扭轉並挺起上半身，
鍛鍊側腹部

NO.4
臀部平衡
使用軀幹、提高平衡性

1 放鬆脊椎周圍與肩胛骨周圍肌肉的「伸展」

2 幫助提高軀幹平衡的「軀幹訓練」

3 幫助提高姿勢穩定性與平衡的「骨盆與髖關節周圍肌肉訓練」

藉此重新鍛鍊軀幹。

1
放鬆脊椎、肩胛骨周圍的肌肉

以脊椎為中心轉體，藉此放鬆腹斜肌等側腹肌肉，以及脊椎、肩胛骨周圍的肌肉。如此一來即可恢復腹斜肌平衡，並使脊椎周圍與肩胛骨周圍的動作得以順暢進行。

110

3

鍛鍊內收肌群，提高髖關節的穩定性

鍛鍊臀中肌等臀部上側的肌肉以及內收肌群，藉此提高姿勢穩定性與平衡性。如此一來除了步行時的腳部動作會變得更為順暢，也能夠期待獲得緊實大腿與臀部等下半身肌肉的效果。

NO.8
弓步轉體
鍛鍊軀幹的平衡性與下半身

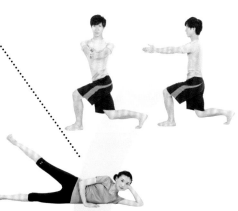

NO.7
腿部外展
鍛鍊臀部上側

骨盆與髖關節
周圍肌肉訓練

NO.6
腳部平舉
鍛鍊大腿內側

NO.5
聚集毛巾式
鍛鍊不著地的腳弓

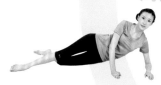

2

鍛鍊側腹周圍的肌肉

透過強化腹外斜肌與腹內斜肌等腹部肌群，能夠穩定軀幹，並鍛鍊肌肉。扭轉捲腹則可以打造水蛇腰，而臀部平衡則可以提升身體平衡性。

3

NO.1 軀幹左右扭轉

放鬆側腹與
脊椎周圍肌肉

對象 駝背1 駝背2 腰椎前凸 身體傾斜 身體扭轉

困難度

等級1 ★ ☆ ☆

鍛鍊的建議次數與時間

▶ 花費4秒向左扭轉
▶ 花費4秒向右扭轉
▶ 左右交替5次/每日

2 腰部維持不動，上身向左扭轉

骨盆位置固定不動，上身向左扭轉。

1 呈站姿，指尖置於兩肩

呈站姿，雙腳打開與腰同寬，雙手點放於兩肩。

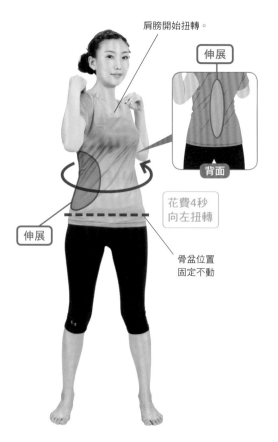

肩膀開始扭轉。

伸展

背面

伸展

花費4秒
向左扭轉

骨盆位置
固定不動

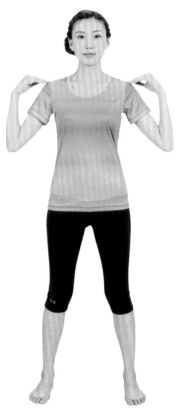

伸展

效果

● 提高脊椎周圍肌肉的柔軟性。
● 調整腹斜肌的左右平衡。

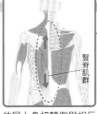

伸展上身扭轉側與相反側的豎脊肌群。

所使用的肌肉

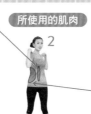

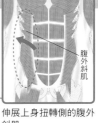

伸展上身扭轉側的腹外斜肌。

3 腰部維持不動，上身向右扭轉

與上個動作相同，骨盆位置固定不動，上身向右扭轉。

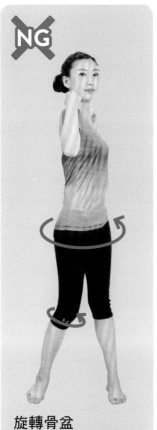

NG

旋轉骨盆與膝蓋

扭轉上身時如果跟著旋轉骨盆與膝蓋，就會沒有效果。

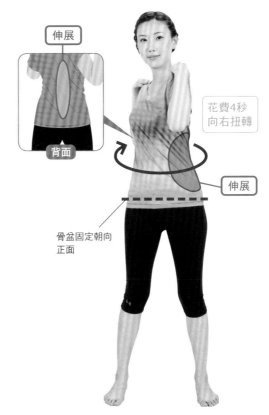

伸展

背面

花費4秒向右扭轉

伸展

骨盆固定朝向正面

困難度

等級1 ★☆☆

鍛鍊的建議次數與時間

▶ 花費4秒向內側扭轉
▶ 花費4秒向外側扭轉
▶ 左右各10次／每日

NO. 2 核心扭轉

調整肩胛骨周圍與背肌的連動

對象 駝背1 駝背2 腰椎前凸 身體傾斜 身體扭轉

1 雙手雙膝貼地，上身向內扭轉

雙手雙膝貼地，接下來舉左手置於後腦勺。左膝向右靠，上身同時向內扭轉。

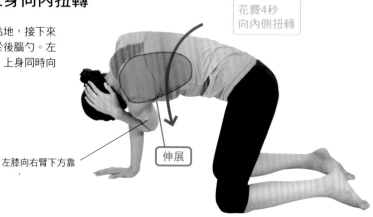

花費4秒
向內側扭轉

左膝向右臂下方靠

伸展

左肘用力挺起

花費4秒
向外側扭轉

背部用力前凸

2 上身向外側扭轉挺起

膝蓋向外側抬起，上身扭轉挺起。相反側也比照辦理。

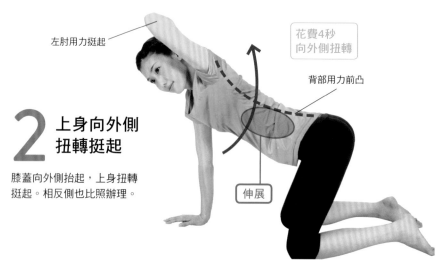

伸展

效果

● 提高斜方肌等肩胛骨周圍肌群，以及豎脊肌群的柔軟性。

● 讓肩膀到手腕的動作變得順暢。

● 有預防肩膀痠痛的效果。

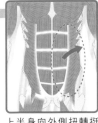

上半身向外側扭轉挺起，並伸展左側的腹部肌群。

所使用的肌肉

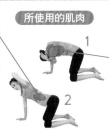

斜方肌

豎脊肌群

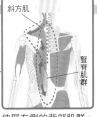

伸展左側的背部肌群，以及肩胛骨周圍的斜方肌等肌肉。

變化方式

伸展手臂

在操作上伸展手臂，就可以幫助提高肩膀的活動範圍，同時讓肩胛骨的動作變大。此時視線應該要朝向手的前方。

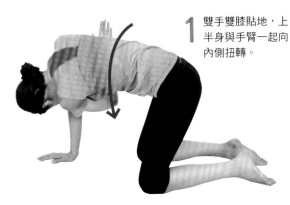

1 雙手雙膝貼地，上半身與手臂一起向內側扭轉。

視線朝向手的前方

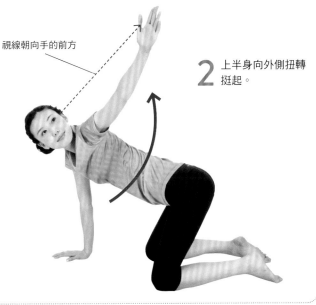

2 上半身向外側扭轉挺起。

困難度

等級2 ★ ★ ☆

鍛鍊的建議次數與時間

▶ 花費4秒起身（吐氣）
▶ 花費4秒恢復原姿勢(吸氣)
▶ 左右交替10次×3組／每日

扭轉並挺起上半身，鍛鍊側腹部

| 對象 | 駝背1 | 駝背2 | 腰椎前凸 | 身體傾斜 | 身體扭轉 |

1　仰躺，立雙膝

於立膝狀態仰躺，以頭部稍微抬起的
狀態開始。

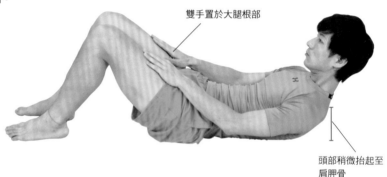

雙手置於大腿根部

頭部稍微抬起至
肩胛骨

2　上身向左側扭轉挺起

緩緩地挺起上身，就像是要將右
手伸展向左膝外側般。之後緩緩
地恢復開始姿勢。

右手伸展至
左膝外側

花費4秒
起身

左手置於左大腿
外側

花費4秒
恢復原姿勢

收縮

116

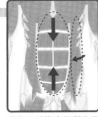
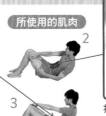
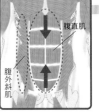

效果

● 提高腹直肌、腹斜肌的肌力。

● 鍛鍊側腹的腹斜肌，增加腰部的內凹曲線。

確實收縮腹直肌與左側的腹外斜肌。

所使用的肌肉

腹直肌

腹外斜肌

扭轉並挺起上身，藉此收縮腹直肌與右側的腹外斜肌。

3 上身向右側扭轉挺起

緩緩地挺起上身，就像是要將左手伸展向右膝外側般。之後一樣緩緩地恢復開始姿勢。

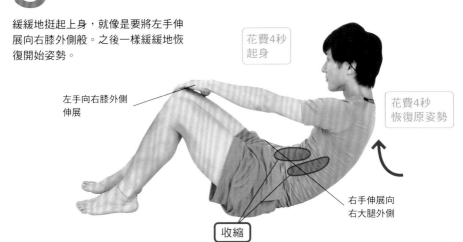

花費4秒起身

花費4秒恢復原姿勢

左手向右膝外側伸展

右手伸展向右大腿外側

收縮

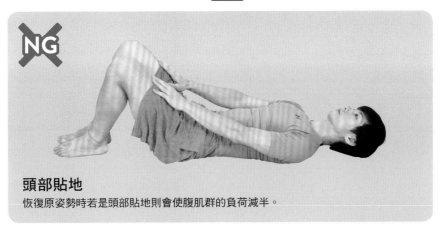

NG

頭部貼地

恢復原姿勢時若是頭部貼地則會使腹肌群的負荷減半。

困難度
等級3 ★★★

鍛鍊的建議次數與時間
▶ 維持抬臀狀態20秒
▶ 左右交替1次/每日

NO.4 臀部平衡

使用軀幹、提高平衡性

對象 駝背1 駝背2 腰椎前凸 身體傾斜 身體扭轉

1 呈坐姿，兩腳離地，抬起右臀

呈坐姿，雙臂伸直，兩腳離地。首先抬起右臀，以左臀支撐身體。

雙臂伸直以維持平衡

上身盡力維持不動

收縮

維持20秒

雙腳離地

抬起右臀

2 抬起左臀

抬起右臀維持20秒；之後抬起左臀，同樣維持20秒。

收縮

維持平衡時緩緩呼吸

維持20秒

抬起左臀

效果
● 提高腹外斜肌與髂腰肌的肌力。
● 提高軀幹的穩定性。
● 提高身體平衡性。

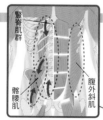

豎脊肌群

髂腰肌

腹外斜肌

收縮左側的腹斜肌群，以及髂腰肌與豎脊肌群等背部肌群。

所使用的肌肉

1

2

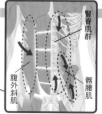

豎脊肌群

腹外斜肌

髂腰肌

收縮右側的腹外斜肌等腹斜肌群，以及髂腰肌、背部肌群等。

困難度
等級1 ★ ☆ ☆

鍛鍊的建議次數與時間
▷ 以腳部將毛巾往內移至尾端
▷ 1次／每日

NO.5 聚集毛巾式
鍛鍊不著地的
腳弓

對象 ▶ 駝背1 駝背2 腰椎弓凸 身體傾斜 身體扭轉

2 腳弓往上拉，以腳趾夾毛巾

腳趾夾毛巾，就像是要將腳弓往上拉。接下來以腳掌與腳趾將毛巾往內移至尾端。

1 呈坐姿，腳踏毛巾

輕輕地坐在椅子上，背脊打直，腳踏毛巾其中一端。

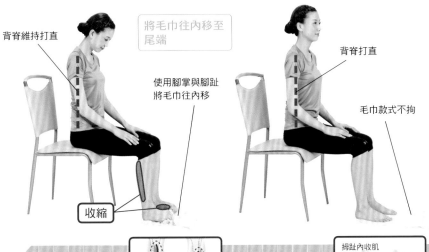

背脊維持打直

將毛巾往內移至尾端

使用腳掌與腳趾將毛巾往內移

收縮

背脊打直

毛巾款式不拘

效果
● 提高拇趾內收肌等腳掌肌群，以及小腿的屈拇趾長肌等肌肉的肌力。
● 安定腳掌接地面，藉此改善姿勢。

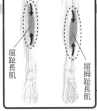

屈趾長肌
屈拇趾長肌

彎曲腳趾，收縮屈拇趾長肌等小腿肌群。

所使用的肌肉

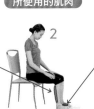

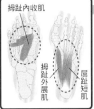

拇趾內收肌
拇趾外展肌
屈趾短肌

收縮拇趾內收肌、拇趾外展肌、屈趾短肌等腳掌肌群。

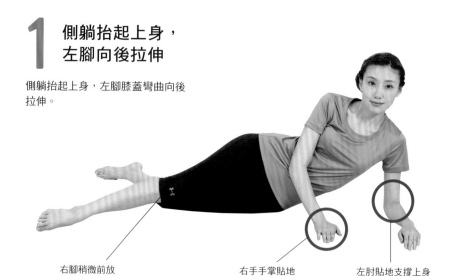

困難度

等級 2 ★★☆

鍛鍊的建議次數與時間

▶ 維持抬臀狀態 20 秒
▶ 左右交替 1 次 / 每日

NO. 6 腳部平舉

鍛鍊大腿內側

對象 駝背1　駝背2　腰椎前凸　身體傾斜　身體扭轉

1 側躺抬起上身，左腳向後拉伸

側躺抬起上身，左腳膝蓋彎曲向後拉伸。

右腳稍微前放

右手手掌貼地

左肘貼地支撐上身

2 以右腳支撐身體，抬臀

右腳蹬地，抬臀，並維持此狀態 20 秒。

維持20秒

收縮

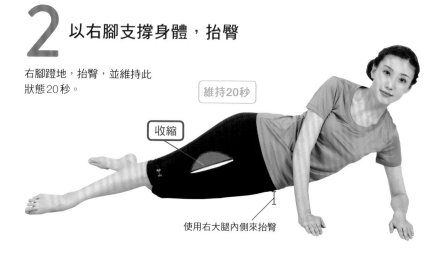

使用右大腿內側來抬臀

效果

- 提高內收肌群的肌力。
- 刺激大腿內側，打造緊實的大腿曲線。
- 提高髖關節的穩定性。

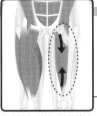

左腳蹬地般地支撐身體，並確實收縮內收肌群。

所使用的肌肉

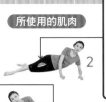

右腳蹬地般地支撐身體，同時提臀並確實收縮內收肌群。

---

3 側躺抬起上身，右腳向後拉伸

側躺抬起上身，右腳膝蓋彎曲向後拉伸。

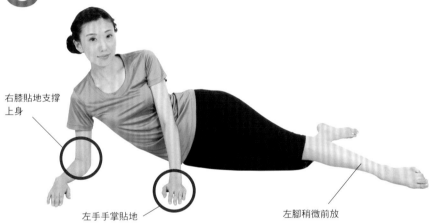

右膝貼地支撐上身

左手手掌貼地

左腳稍微前放

---

4 以左腳支撐身體，抬臀

與前一動作相同，左腳蹬地抬臀，並維持此狀態20秒。

維持20秒

收縮

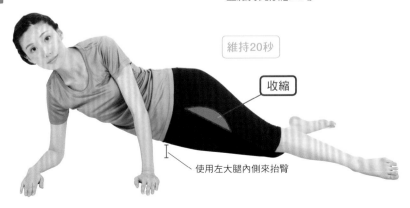

使用左大腿內側來抬臀

鍛鍊的建議次數與時間

▶ 花費4秒抬腿（吐氣）
▶ 花費4秒恢復原姿勢（吸氣）
▶ 左右各15次／每日

NO.7 腿部外展

鍛鍊臀部上側

對象 駝背1 駝背2 腰椎前凸 **身體傾斜** **身體扭轉**

1 側躺，右腳離地

側躺並以左手撐頭，右腳稍微離地。

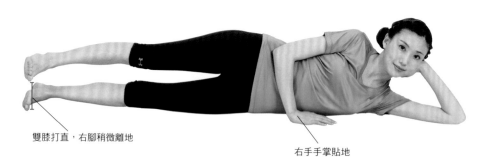

雙膝打直，右腳稍微離地

右手手掌貼地

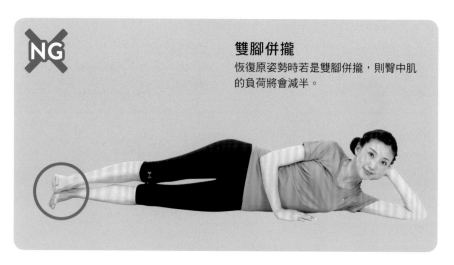

NG

雙腳併攏

恢復原姿勢時若是雙腳併攏，則臀中肌
的負荷將會減半。

効果

● 提高臀中肌的肌力。
● 緊實臀部。
● 提高站立時的平衡性。

所使用的肌肉

抬腳，確實收縮臀中肌

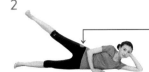

2

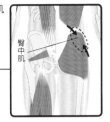

臀中肌

腳尖朝前

2 抬起右腳

腳部確實打直，並抬起右腳。
之後緩緩地恢復開始姿勢。

腳部確實打直，抬腳

收縮

花費4秒
抬腳

花費4秒
恢復原姿勢

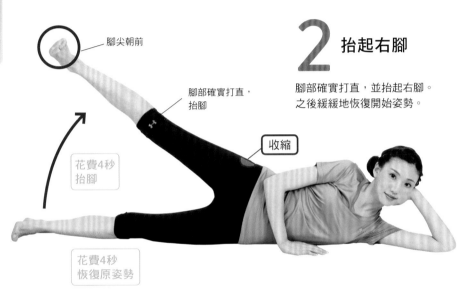

NG

腳尖朝外

請注意，抬腳時若是腳尖朝外，則不會
對臀中肌形成負荷。

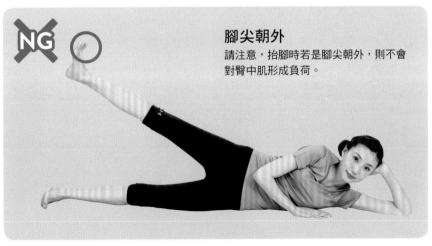

困難度

等級3 ★ ★ ★

鍛鍊的建議次數與時間

▶ 花費4秒腰部下沉並扭轉
上身（吸氣）

▶ 左右交替10步/每日

NO. 8 弓步轉體

鍛鍊軀幹的平衡性與下半身

對象 ▶ 駝背1 駝背2 腰椎前凸 身體傾斜 身體扭轉

3
上身向右側扭轉

手臂與地面平行，上身緩緩地向右側扭轉。之後慢慢地恢復開始姿勢。

2
右腳大步前跨，腰部下沉

右腳大步前跨，腰部緩緩地下沉。

1
呈站姿，雙手併攏向前伸展

呈站姿，雙腳打開與肩同寬。雙手併攏向前伸展。

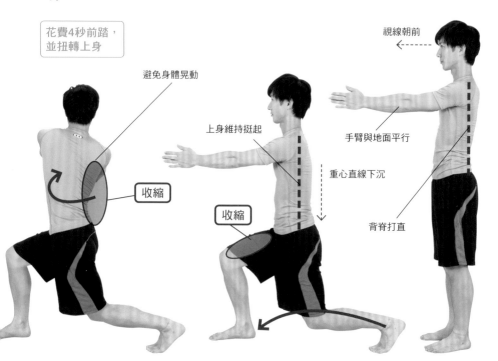

花費4秒前踏，
並扭轉上身

避免身體晃動

收縮

上身維持挺起

收縮

重心直線下沉

視線朝前

手臂與地面平行

背脊打直

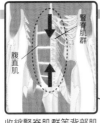

效果

- 提高股四頭肌、臀大肌、膕旁肌、背部肌群、腹部肌群等肌肉的肌力。
- 緊實臀部與大腿肌肉。
- 增加軀幹穩定性。

收縮豎脊肌群等背部肌群，以及腹直肌等腹部肌群。

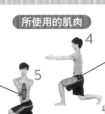

所使用的肌肉

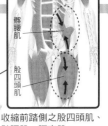

收縮前踏側之股四頭肌、髂腰肌、膕旁肌。

5

上身
向左側扭轉

手臂與地面平行，上身緩緩地向左側扭轉。之後慢慢地恢復開始姿勢。

4

左腳大步前跨，
腰部下沉

左腳大步前跨，腰部緩緩地下沉。

花費4秒前踏，
並扭轉上身

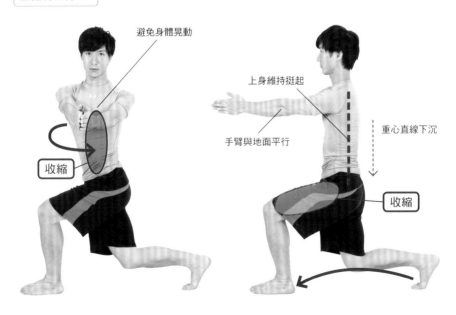

避免身體晃動

收縮

上身維持挺起

手臂與地面平行

重心直線下沉

收縮

鍛鍊方式的種類別索引

訓練時意識鍛鍊的部位是非常重要的。依照本書中所刊載的類別、等級別彙整在此頁中。希望各位可以在重點式訓練時，有意識的訓練該部位。

伸展

軀幹訓練

PROFILE

石井直方 ISHII NAOKATA

生於一九五五年，東京人。為東京大學教授、理學博士，專攻身體運動科學、肌肉生理學。於一九八一年在世界健美錦標賽獲得第三名、於一九八二獲得亞洲健美先生冠軍等殊榮，以健美運動員的身分締造出相當耀眼的成績。他透過運動與肌肉的關係簡單易懂地向世人解說如何維持健康和預防老化，並備受各界好評，常常擔任節目嘉賓，以及參與雜誌監修等。著有《練肌力，不是做苦力！》、《圖解示範 最正確伸展操》(瑞昇出版)、《一輩子都派得上用場的體態雕塑法─身體保養小技巧》、《正確且有效鍛鍊肌肉的方法》《燃脂訓練法》(成美堂出版)等書。

TITLE

不良姿勢調整計劃書

STAFF

出版	瑞昇文化事業股份有限公司
監修	石井直方
譯者	吳易尚
總編輯	郭湘齡
責任編輯	黃思婷
文字編輯	黃美玉　莊薇熙
美術編輯	謝彥如
排版	執筆者設計工作室
製版	昇昇興業股份有限公司
印刷	桂林彩色印刷股份有限公司
法律顧問	經兆國際法律事務所　黃沛聲律師

戶名	瑞昇文化事業股份有限公司
劃撥帳號	19598343
地址	新北市中和區景平路464巷2弄1-4號
電話	(02)2945-3191
傳真	(02)2945-3190
網址	www.rising-books.com.tw
Mail	resing@ms34.hinet.net

初版日期	2016年5月　本版日期　2016年7月
定價	280元

ORIGINAL JAPANESE EDITION STAFF

編集制作	雅麗
運動指導	工藤麻衣子（東京大学大学院 石井直方研究室 技術補佐員）
モデル	鈴木文也（プレステージ）　原田奈月（サトルジャパン）
ヘアメイク	渋谷早也佳（マッシュ）
撮影	清野泰弘
撮影協力	四谷429スタジオ
衣装協力	アンダーアーマー（株式会社ドーム） http://www.underarmour.co.jp/
イラスト	内山弘隆　横島一幸
デザイン	島田利之（シーツ・デザイン）
企画・編集	成美堂出版編集部（駒見宗唯直）

國家圖書館出版品預行編目資料

不良姿勢調整計劃書 / 石井直方監修；吳易尚
譯. -- 初版. -- 新北市：瑞昇文化, 2016.04
　128　面；14.8 x 21　公分
　ISBN 978-986-401-094-3(平裝)

1.姿勢 2.運動健康

411.75　　　　　　　　　　　　105005683

國內著作權保障，請勿翻印 ／ 如有破損或裝訂錯誤請寄回更換

SHISEIRYOKU WO AGERU TRAINING
© SEIBIDO SHUPPAN CO.,LTD. 2014
Originally published in Japan in 2014 by SEIBIDO SHUPPAN CO.,LTD..
Chinese translation rights arranged through DAIKOUSHA Inc.,Kawagoe.Japan.